# Ma gym spéciale grossesse

Avant de pratiquer toute activité physique pendant la grossesse, et notamment les programmes de cet ouvrage, il est important de vous assurer que vous n'avez pas de problème de santé (tension, risque de fausse couche, dorsalgie...).

Consultez votre médecin.



ISBN : 978-2-412-04496-4
Dépôt légal : avril 2019
Imprimé en France

Mise en pages intérieure : Istria
Illustrations de couverture et intérieures : Nathalie Jomard
Édition : Ségolène Estrangin
Correction : Laurent Lochereau

Éditions First, un département d'Édi8
12, avenue d'Italie
75013 Paris – France
Tél. : 01 44 16 09 00
e-mail : firstinfo@efirst.com
Site internet : www.editionsfirst.fr

# Ma gym spéciale grossesse

Brigitte Parnet Evain

FIRST
ÉDITIONS

# Sommaire

# Introduction

C'est avec grand plaisir que je vous accueille dans l'univers de la grossesse.

Professeure diplômée d'État en culture physique et fitness depuis 1989, formée par des kinésithérapeutes, j'enseigne aussi la méthode Pilates depuis 20 ans. Je suis certifiée à la yogathérapie depuis 2015. Je suis maman de 3 enfants et c'est durant mes grossesses que j'ai tout particulièrement ressenti et compris l'ensemble des évolutions liées à la période prénatale. Les changements et la reconstruction durant la période postnatale m'ont obligée à prendre soin de mon corps sur le long terme.

Pendant mes grossesses, et durant les mois qui ont suivi mes accouchements, j'ai élaboré des exercices spécifiques afin d'améliorer ma posture en général, ma souplesse, ma mobilité, en atténuant les tensions musculaires et articulaires.

Tout en exerçant mon métier jusqu'au terme de mes grossesses, j'ai personnellement appliqué ces postures, m'apportant force, souplesse, énergie accrue, et suscitant la reconnaissance des professionnels gynécologues et ostéopathes. Ces bons réflexes font aujourd'hui partie intégrante des cours et conseils que je donne à mes élèves enceintes ou jeunes mamans.

J'ai ainsi compris qu'une meilleure posture, un corps plus fort et plus souple, une respiration consciente et contrôlée, et tout un ensemble de réflexes appropriés favorisent un meilleur état général de bien-être physique et psychologique pour soi-même, son bébé et le reste de la famille... ainsi qu'un meilleur accouchement.

Ayant envie de partager ce bien-être, j'ai développé depuis 1998 un programme unique de remise en forme pré & postnatale. Ce programme s'adresse à toutes les femmes, qu'elles soient sportives ou sédentaires.

## Comment est née la méthode ?

J'ai eu la chance d'être formée par une kinésithérapeute formidable enseignant aussi le yoga et qui m'a transmis son savoir et sa passion pour la culture physique et la gym posturale. Le yoga apportait la conscience et l'écoute du corps et de la respiration. Je suis devenue professeur au moment de l'aérobic et de la musique des années 1990 ! Les cours étaient alors assez violents pour le dos (step, aérobic, etc.). J'assurais en parallèle des cours de gym posturale ou de prévention des maux du dos.

Au fil des années, j'ai personnalisé mes cours et enrichi mon savoir, notamment dans différentes techniques aquatiques, et en obtenant d'autres diplômes d'État et certifications reconnues (Pilates, yoga femme enceinte, maman-bébé, yogathérapie).

En 1997, je suis enceinte et tout devient euphorique ! J'aurais pu courir tous les matins et après une journée de travail j'étais prête pour aller danser le rock le soir ! Pas d'envie de fraises mais une énergie incroyable. Mon entourage s'étonnait, mon mari s'affolait. Bien sûr, j'ai seulement continué de travailler. Autour de moi, mes amies, voisines ou mes élèves qui se trouvaient enceintes se plaignaient souvent de différents maux : « J'ai les jambes lourdes ! » ; « Je me sens raide ! » ; « J'ai mal dans les lombaires ! » ; « J'ai des fuites urinaires ! » ; « Je digère mal et je dors mal ». Pour moi, rien de tout cela, j'étais en pleine forme du matin au soir. Je plaignais ces futures mamans qui, pour la plupart, ne pratiquaient pas ou très peu de sport.

En leur donnant quelques conseils pour une meilleure posture, la respiration pour une meilleure circulation sanguine et lymphatique, pour mieux digérer et pour mieux dormir, je leur demandais de faire 1 ou 2 exercices tous les jours au bureau ou à la maison afin d'améliorer leur santé physique.

Au fil des jours, ces conseils sont devenus des miniprogrammes de 3 à 5 exercices spécifiques et personnalisés. J'avais dû, au préalable, me renseigner sur tous les maux négatifs de la grossesse puisque enceinte, je n'avais jamais ressenti de gêne désagréable.

Mes minicours sont devenus des cours plus longs, plus complets, sécurisés, confortables et, selon mes « élèves du jour », très efficaces. Je me suis alors consacrée à élaborer une méthode. Ma méthode est née il y a 15 ans, elle est officielle depuis 2005, c'est mon 4e bébé !

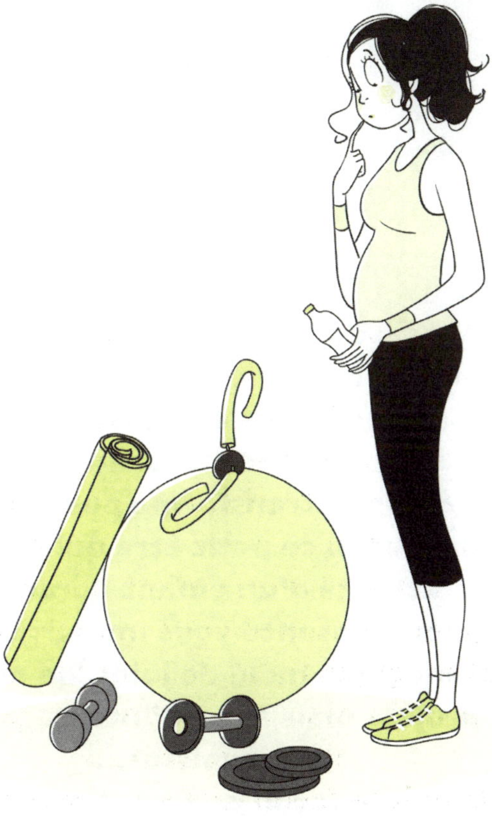

# Acte 1

## Méthode et principes de base

**Un test positif, des seins qui se métamorphosent, les premières nausées, des envies de fraises...**
**votre monde va changer !**
**Votre corps se transforme pour accueillir et « fabriquer » ce petit être qui grandit en vous. L'attente d'un enfant durant 9 mois et l'après-naissance vous immergent dans un état magique mêlé de joies, de plénitude, de projets mais aussi d'interrogations et d'angoisses...**
**De la même façon que vous prenez soin de votre santé et de votre hygiène de vie alimentaire, vous devez vous préoccuper de votre condition physique.**

# Présentation de la méthode

Je vous propose un programme personnalisé de remise en forme pré & postnatale, conçu pour vous procurer bien-être, tonicité et équilibre...

Cette méthode vise à améliorer la posture des femmes enceintes ou ayant accouché, grâce à des exercices sécurisés favorisant la souplesse et le renforcement des muscles profonds du corps. Elle a également pour objectif d'enseigner une « vraie » respiration profonde, consciente et relaxante, indispensable au bien-être et à la bonne tenue du plancher pelvien, ainsi qu'une prise de conscience corporelle.

Le programme redonne un équilibre à votre corps grâce à des exercices d'assouplissement et de renforcement du corps, tout particulièrement du périnée, de la sangle abdominale et de maintien du dos.

**Au fil de votre grossesse, cette méthode vous aidera à vous sentir mieux :**

- ***En période prénatale,*** grâce à une meilleure posture et une « vraie » respiration, vous prendrez conscience de votre corps, de la vie qui est en vous. Votre musculature profonde, dorsale et abdominale sera plus forte, votre corps sera plus souple et plus mobile. Vous vous oxygénerez mieux et en ferez profiter bébé. Vous bénéficiez d'un meilleur sommeil et d'une énergie accrue.
- ***En période postnatale,*** grâce aux acquis du programme prénatal, votre corps aura mémorisé les bonnes postures, les gestes pour lui permettre de se reconstruire durablement. La force, la souplesse et l'énergie sont essentielles dans la vie d'une jeune maman.

La méthode prend sa source dans la culture physique en tant que référence, pour le redressement postural, la prévention du dos, le renforcement des muscles profonds du dos et de la ceinture abdominale.

Elle puise également dans :

- la danse classique, pour la posture, le maintien du corps et la souplesse ;
- le yoga, pour la respiration, la conscience corporelle et l'accueil des sensations ;
- la méthode Pilates, pour le centrage et la fluidité, l'équilibre et la concentration dans les enchaînements ;
- la méthode Mézières, pour l'isolement et la précision des mouvements...

Cette gymnastique spécifique s'appuie ainsi sur de nombreuses techniques reconnues : travail cardio-vasculaire, renforcement, étirements, assouplissements, redressement postural, rééducation, respiration, la relaxation et la méditation...

## Présentation du programme

Ce programme a été développé afin d'aider les femmes à mieux vivre leur maternité.

Cette gymnastique unique de remise en forme et d'accompagnement pré & postnatal est proposée dans le cadre de cours individuels ou semi-collectifs (2 à 5 personnes), incluant exercices et conseils pratiques liés à la nutrition, à la vie quotidienne... adaptés spécifiquement aux futures et jeunes mamans.

**Parce que chaque femme et chaque grossesse sont uniques, le programme est spécifique et évolutif.** Une femme sédentaire n'a pas les mêmes besoins et les mêmes objectifs qu'une femme sportive. N'étant pas habituée à faire des efforts de longue durée, une femme sédentaire sera plus réticente à bouger son corps durant sa grossesse par crainte de se blesser ou de blesser son bébé. Ne connaissant pas non plus les bienfaits d'une activité physique, elle ne ressentira pas le besoin de pratiquer la gymnastique. Le programme est progressif et propose des alternatives sur les exercices et les postures. Certains exercices et postures sont adaptables : chacune est libre de les réaliser debout ou assise sur une chaise, allongée sur le dos ou en transat. En effet, une femme souple et une autre manquant de mobilité ou souffrant de certains maux n'ont pas la même facilité pour exécuter certains exercices et certaines postures. Et, bien évidemment, les programmes proposés sont adaptés spécifiquement à la période de grossesse.

**Les programmes que vous trouverez dans ce livre sont sécurisés, spécifiques, complets, confortables et faciles à exécuter, la méthode est validée par le corps médical. De nombreux gynécologues prescrivent ou conseillent cette méthode à leurs patientes.**

Afin de bien aborder les exercices, il est important de comprendre les sujets essentiels que sont la respiration, la posture, les abdominaux, le périnée, le renforcement, le stretching (les assouplissements) et la prévention.

# La respiration

Après avoir franchi le long tunnel magique de Maman ou après avoir subi l'extraction par césarienne, le deuxième effort du nouveau-né est d'ouvrir bien grand ses 2 poumons pour les premières bouffées d'oxygène !

Dès les premières secondes et jusqu'au dernier souffle, notre vie est rythmée par une respiration autonome, plus ou moins régulière ou « bloquée » notamment par le stress. Le souffle nous fait souvent défaut lors d'une grande émotion (où notre rythme cardiaque s'accélère et notre besoin en oxygène aussi), il est même coupé en cas de grosse peur ! Pendant la grossesse, la respiration devient plus rapide. Lors de l'accouchement, elle est sportive, rythmée par la sage-femme comme un chef d'orchestre qui donne la cadence ! Lors de l'expulsion du bébé, la respiration, les cris, le soulagement sont explosifs et une fois le bébé sur votre ventre, la ventilation se rétablit, la respiration redevient plus calme, un bon retour au calme comme après avoir couru un 100 m !

Avez-vous déjà remarqué que la respiration est plus pénétrante lorsque nous exprimons un soulagement, elle devient un soupir lent et profond lorsque nous nous détendons sur un canapé. Lorsque nous bâillons, la respiration est lente, ample, elle s'arrête et l'expiration devient alors un moment salvateur.

Notre corps ressent le besoin de respirer largement tout comme on a besoin d'ouvrir ses fenêtres pour aérer sa maison, il demande à ouvrir ses poumons en grand plusieurs fois par jour, il vous le demande sans cesse, mais notre vie stressante et bien chargée nous fait oublier ce besoin de nous re-lâ-cher. Quel dommage qu'il ne soit pas poli de bâiller la bouche grande ouverte... Alors on attend le soir, au moment de se coucher pour respirer, bâiller, s'étirer. Nous devrions nous accorder au moins 1 minute, 3 fois par jour pour fermer les yeux, respirer, bâiller et s'étirer. Quel que soit l'endroit où nous nous trouvons, prendre le temps d'une courte pause, assise ou debout, sur une chaise ou au sol. On a plutôt tendance à ne se le permettre qu'une fois seule, assise à sa voiture ou chez soi, à l'abri des regards. Les enfants ont cette liberté de bâiller à volonté, la bouche grande ouverte, quel plaisir corporel !!

En laissant le ventre se gonfler amplement à l'inspiration, nous donnons le temps au corps, à toutes nos cellules de s'oxygéner ; à l'expiration, nous lâchons nos tensions, notre stress. Grâce à ce lâcher-prise, votre corps, votre esprit vous disent merci.

Nous avons 3 sortes de respiration :

- ***une respiration abdominale ou diaphragmatique :*** elle est naturelle. La nuit, nous respirons « avec le ventre ». Faites le test et remarquez qu'au repos seul le ventre bouge. Respirez en laissant faire, les mains sur le ventre. Sentez-le se soulever et se relâcher naturellement.

- *une respiration costale dite « respiration sociale »* : respiration sociale, celle de la plage lorsqu'en maillot de bain on n'ose pas sortir le ventre ou lorsque habillée d'une robe moulante on veut garder la taille fine : on « respire en haut ». Les femmes d'autrefois qui avaient la taille marquée par des ceintures et autres corsets de torture n'avaient la possibilité de respirer qu'en gonflant la poitrine, ce qui donnait beaucoup de charme à leur décolleté. Ne vous souvenez-vous pas des films d'autrefois lorsqu'une femme était émue ou effrayée ? On ne voyait que sa poitrine bouger.
- *une respiration complète* : c'est une respiration abdominale et costale, une respiration amplifiée comme celle du bâillement et du soupir. Dans le monde du yoga on l'appelle la « respiration yogique » : elle est abdominale, costale et claviculaire, source de bienfaits extraordinaires.

## La posture

Imaginez un accordéon placé debout. Laissez-le se fermer seul en repliant les plis du soufflet. C'est l'image de notre dos quand on se laisse s'affaisser, notre posture au quotidien, plus tassé encore le soir et davantage encore quand on en a « plein le dos » !

Observez un soldat, une danseuse ou un gymnaste. Ils sont droits toujours dans l'autograndissement vertébral ! C'est en repoussant toujours la colonne vers le haut que vous solliciterez les muscles profonds du dos et des abdos tels les haubans du mât d'un bateau. Ce sont eux qui tiennent principalement la colonne vertébrale droite. N'oubliez pas que seule la partie basse du dos, les vertèbres lombaires et quelques vertèbres dorsales font la jonction entre le bassin et la cage thoracique. Si la ceinture abdominale est relâchée, le ventre pousse vers l'avant et le bas du dos se creuse. Un dos droit et un bon maintien abdominal permettent la tenue du bassin et de la cage thoracique, tel un large bandage autour de la taille, le tout formant le tronc. Une bonne gaine abdominale est essentielle durant la grossesse et après l'accouchement. Mais cela ne suffit pas si le dos ne se tient pas redressé.

Pour récapituler la bonne recette :

- un dos droit mais pas rigide ;
- une sangle abdominale efficace ;
- un périnée tonique et protégé.

Ma devise : « Un corps souple et solide ! »

Après lecture de ces quelques paragraphes, et si vous êtes convaincue qu'enceinte il est important de s'occuper de sa santé physique, alors vous êtes prête ! Choisissez votre programme selon votre période de grossesse. Mais vous devez avoir l'accord de votre médecin gynécologue avant de pratiquer de la gymnastique et ne pas souffrir de problème de tension artérielle ou cardiaque, ni souffrir de problèmes de dos (sciatique, hernie discale, etc.). Dans ce dernier cas, un ostéopathe vous aidera à vous soigner et vous donnera alors le feu vert pour ces programmes de gymnastique prénatale. Montrez-lui ce livre. Les exercices ont été validés par le corps médical, car ils sont simples et efficaces, et surtout sécurisés.

## Les abdominaux

Le corps est formé de la tête, des 4 membres et du tronc. Ce dernier est composé du buste (12 paires de côtes, 2 clavicules et sternum en avant ; une partie de la colonne vertébrale et omoplates en arrière). En bas, le bassin est constitué des 2 os iliaques, attachés au sacrum, la partie basse de la colonne. Ces 2 blocs osseux sont donc reliés entre eux par le rachis, formé de 33 vertèbres.

Si nous avions 2 colonnes vertébrales (une en arrière et l'autre en avant du tronc), nous n'aurions pas de problème pour protéger notre caisson abdominal, mais nous serions moins mobiles, moins flexibles.

Nos abdominaux jouent donc un rôle de maintien entre le haut et le bas du tronc, entre le buste et le bassin.

J'entends souvent dire : « J'aimerais perdre cette bouée et raffermir le bas du ventre. » On désigne souvent ce petit rectangle du bas du ventre croyant que les abdominaux ne se logent qu'entre le nombril et le pubis. Les abdominaux sont formés des 2 grands droits, de 2 petits obliques, de grands obliques, du transverse et du pyramidal de l'abdomen.

Ils ont tous une fonction différente parce que leurs attaches sont situées de part et d'autre du centre du tronc entre les côtes, le bassin et la partie basse de la colonne vertébrale.

**Les abdominaux ont plusieurs actions :**

- ***le gainage :*** ils fixent la cage thoracique au bassin (en avant, sur les côtés et jusqu'aux vertèbres) ;
- ***la protection :*** ils protègent les organes tout comme les côtes protègent les poumons ;
- ***le massage :*** l'action de contraction et le relâchement provoquent des mouvements qui assurent un massage interne des organes dans l'abdomen ;
- ***le mouvement :*** ils permettent la flexion, la rotation, l'inflexion du corps, le serrage de la taille ;
- ***l'expulsion :*** par la bouche, c'est l'expiration rapide et violente de l'air ; par les autres orifices, c'est l'aide à la poussée des urines (urètre), des substances fécales (rectum) et des bébés (vagin).

Intéressons-nous à la distension de la sangle durant la grossesse. Au fil des mois, le ventre prend forme, s'alourdit et distend la paroi abdominale. Si l'utérus a la faculté de grossir (il passe d'environ 50 g à 1,5 kg à la fin de la gestation), la paroi ventrale s'élargit considérablement (d'autant plus si la grossesse est multiple).

Imaginez ce transverse comme une gaine circulaire, large et extensible.

Le ventre ne pouvant pas pousser vers le dos à cause de la colonne vertébrale, située en arrière, ni vers le haut, sous les côtes, il pousse vers le bas à cause de la pesanteur que vous subissez quotidiennement et pousse vers l'avant, car la gaine est étirable.

Le périnée, lui, est fragilisé tout au long des 9 mois et plus encore après la naissance, si l'accouchement se fait par voie basse.

Le ventre va alors se développer vers le bas et vers l'avant, le ligament large de l'utérus s'attachant sur la face antérieure du sacrum va être tiraillé et également entraîner les lombaires vers l'avant.

Le centre de gravité est donc lui aussi déplacé vers l'avant et vous devez trouver votre équilibre comme vous le pouvez ! Pour ne pas vous pencher de tout votre buste au risque de tomber, vous effectuez instinctivement une extension de la colonne vertébrale en essayant de redresser le dos, ce qui a pour effet de creuser davantage les lombaires. Les tensions musculaires vont naître et s'intensifier si vous ne faites rien pour améliorer votre posture et votre maintien général.

## Faire de la gym pour se sentir bien

Certaines femmes sont en pleine forme durant leur grossesse et ne souffrent d'aucun symptôme jusqu'à la naissance de leur bébé. D'autres ont le dos fragile, une circulation difficile mais s'attaquent au(x) problème(s) dès le 1$^{er}$ trimestre : elles pratiquent une activité physique pas toujours adaptée (voir les sports à risques durant la grossesse, page 64) et ne s'en sortent pas trop mal ! Et puis il y a les femmes qui souffrent dès les premiers mois, mais ne font rien pour améliorer leur état physique. Elles se plaignent, elles n'apprécient pas leur état et n'attendent qu'une seule chose : accoucher et si possible avant le terme !

Dans ce dernier cas, nombreuses sont les femmes très occupées qui n'ont pas le temps de faire de la gym durant leur grossesse. Celles qui travaillent ou qui ont des enfants en bas âge n'ont pas non plus le temps ou l'occasion de faire du sport. Les programmes spécifiques, sécurisés, complets et efficaces que je vous propose permettent de pratiquer quelques séances, de 2 à 4 fois par semaine. En dehors de ces programmes, de nombreuses postures et exercices sont à faire à la maison et/ou au bureau afin de remuscler le dos, la sangle de maintien abdominal, le périnée et de libérer les tensions musculaires, grâce notamment à du stretching et à des postures correctives puisées dans la kinésie et le yoga.

Revenons à nos abdominaux qui se distendent durant la grossesse : les 2 grands droits sont formés de fibres à contractions volontaires, verticales et entrecoupées par des aponévroses horizontales, vous savez la « belle tablette de chocolat » qu'on voit chez les sportifs, celle qu'on aimerait avoir juste après la naissance ! Les 2 grands droits sont séparés verticalement par une ligne continue : la ligne blanche, aponévrotique. Une ancienne « fermeture Éclair » qu'autrefois les médecins ouvraient pour les césariennes (même le transverse était incisé pour faire sortir le bébé) ! Aïe !

Le ventre se développant, les droits sont poussés vers les côtés et la ligne blanche s'agrandit.

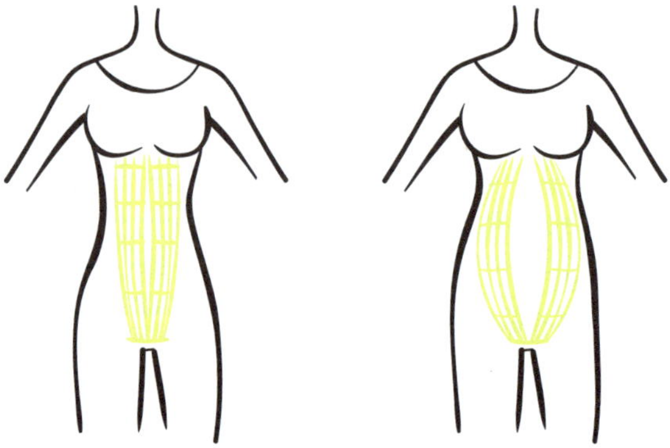

Malheureusement, si vous laissez votre ventre s'arrondir et distendre la sangle sans rien faire en amont, il vous sera plus difficile de retrouver une belle taille après la naissance de votre enfant. Et quand bien même vous n'aurez pas eu un si gros ventre, votre sangle aura été malmenée et donc très relâchée.

Pourquoi de nombreuses femmes gardent le ventre proéminent après l'accouchement ? Ou lorsqu'elles font des « abdominaux » pour se remuscler le ventre, pourquoi celui-ci pointe-t-il vers l'avant ? C'est parce qu'elles veulent toutes la « tablette de chocolat ». Seulement ce n'est pas par là qu'il faut commencer ! Les grands droits sont les « mauvais abdos » qu'il faut oublier durant les 9 mois et encore un an après l'accouchement.

Il faut avant tout travailler la posture, le périnée puis le transverse abdominal. Les grands droits se remuscleront plus tard. Ils n'ont pas la force de se raffermir pour reprendre leur forme initiale. Trop relâchés, ils restent encore sur les côtés et c'est la ligne blanche qui pousse vers l'avant.

Quand vous aurez retrouvé une posture de danseuse, que le périnée sera fort, que la sangle du transverse abdominale sera resserrée, votre silhouette sera déjà plus harmonieuse. N'oubliez pas que c'est si et seulement si votre posture est correcte que votre sangle abdominale pourra se resserrer efficacement et que votre périnée se renforcera. 3 en 1 !

Encore la posture ? Oui, toujours la posture !

## Le périnée

Il est bien caché et pourtant il est la cause de nombreux problèmes. Un périnée oublié, c'est un périnée inactif ! Ce groupe musculaire ne demande pourtant qu'à bouger !

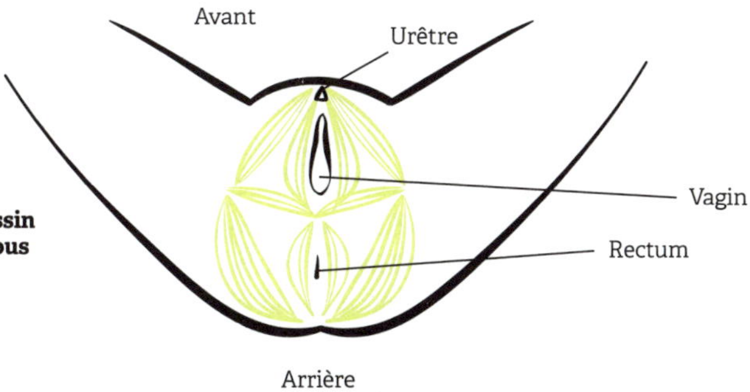


**Coupe du bassin vue du dessous**

> Le plancher pelvien est un centre de bien-être (émission de selles et d'urine), un lieu d'amour (zone riche de terminaisons nerveuses des parois vaginales), mais aussi une région de douleur (incontinence, pesanteur, douleurs lors des relations sexuelles).

### Description :

Longtemps considéré comme tabou voire « honteux », le périnée se dévoile aujourd'hui dans de nombreux magazines. Dans ce chapitre, vous le verrez comme un groupe musculaire puissant et solide qui supporte les organes (vessie, rectum, vagin et utérus). Le périnée, fait de ligaments et de muscles, constitue un des 3 étages du plancher pelvien. Il joue le rôle d'amortisseur, de trampoline pour ces organes suspendus. Les accouchements par voie basse, les sports *high impact* et le vieillissement sont les principales causes des troubles de la fonction des différents organes du plancher pelvien. Ces troubles se traduisent principalement par des incontinences, un prolapsus (descente d'organes) et fragilisent la statique pelvienne.

Les structures anatomiques sont complexes. Seule, une gymnastique « spéciale périnée » ne règlera pas tous les problèmes. Néanmoins une gymnastique de prévention pour « limiter » les dégâts et une gymnastique spécifique afin de renforcer les muscles périnéaux favoriseront une meilleure statique du plancher pelvien.

Imaginez une coupe transversale de votre buste au niveau de la taille, regardez à l'intérieur vers votre bassin : enlevez le contenu abdominal (vessie, utérus, intestins) qui est attaché par des ligaments et repose sur le périnée. Tel un sac que vous videz, vous regardez dedans et voyez le fond en cuir qui serait comme le périnée. Ce dernier est composé d'un ensemble de fibres musculaires qui s'entrecroisent pour tapisser le fond du bassin, laissant passer les 3 orifices (en avant l'urètre, en dessous le vagin et, en arrière, le rectum), ainsi que les veines et les artères. Imaginez 3 trous dans le fond de ce sac. Ce « fond » est formé de fibres profondes, moyennes et superficielles qui permettent de supporter en partie les organes et, lors d'une grossesse, le poids d'un ou plusieurs bébés. Le périnée est aussi composé de muscles circulaires, dits en « anneaux » : les sphincters. Malgré ses fonctions importantes mais souvent méconnues, le périnée est souvent négligé alors qu'il devrait être entretenu régulièrement, et plus particulièrement pendant la grossesse et après l'accouchement. Le programme vous sensibilise tout au long de votre grossesse et après l'accouchement sur l'importance de muscler et assouplir votre périnée. Cela limitera ou évitera les problèmes d'incontinence urinaire, les risques de distension voire de déchirement (notamment lors de l'accouchement) pouvant entraîner une descente d'organes. Cela vous aidera aussi à mieux vivre votre vie sexuelle après l'arrivée de bébé.

## Causes et conséquences d'un périnée défaillant :

Les conséquences d'un périnée inactif, abîmé ou négligé sont principalement les fuites urinaires. Plus de 9 millions de femmes seraient concernées en France.

Vous est-il déjà arrivé d'avoir ces fuites lorsque vous éternuez, lorsque vous vous mouchez ou riez, lorsque vous montez les escaliers, lorsque vous courez ou que vous soulevez un poids assez lourd ? Ou pire, lorsque vous avez une envie pressante d'uriner et que vous n'arrivez pas à vous retenir longtemps ? Ces accidents de la vie courante arrivent à de nombreuses femmes. Certaines mettent en cause les grossesses ou la grosse fatigue passagère, et attendent que tout rentre dans l'ordre comme par magie. D'autres, plus averties, consultent leur médecin gynécologue afin de diagnostiquer les problèmes liés à ces troubles et de trouver des solutions.

Les fuites urinaires sont des pertes involontaires d'urine (qui s'évacue par l'urètre), liées soit à l'affaiblissement des muscles du périnée, de l'urètre ou du sphincter, soit aux contractions anarchiques du muscle de la vessie appelé « déstrusor ».

## Il existe 3 types de fuites urinaires :

- **Les fuites d'efforts :** lorsque vous riez, toussez, éternuez ou portez une charge lourde. Ces fuites indépendantes sont liées au remplissage de la vessie.
- **Les fuites par impériosité :** la vessie est hyperactive. Vos envies sont pressantes, activées par des stimuli différents (contact de l'eau, bruits...), et plus fréquentes que la moyenne, y compris la nuit.
- **Les fuites mixtes :** vous combinez des fuites d'efforts et par impériosité.

Pourquoi le périnée s'abîme-t-il lors d'efforts peu intenses ? Le périnée subit les pressions intra-abdominales dues aux apnées respiratoires que nous faisons quotidiennement sans nous en apercevoir.

En effet, lors d'une toux par exemple, nous prenons une grande inspiration et nous expectorons en poussant le ventre vers l'extérieur et vers le bas. Nous exerçons alors cette pression intra-abdominale qui pousse tout vers le bas, vers le fond du petit bassin, vers la région périnéale. Les muscles périnéaux étant faibles ou inactifs exercent une pression sur la vessie et ce sont les fuites !

Il se produit la même pression lorsque nous rions, éternuons, nous nous mouchons, ou lorsque nous portons une charge lourde.

## D'où viennent ces fuites ?

Elles sont favorisées par plusieurs facteurs :

- les grossesses antérieures ;
- les traumatismes de l'accouchement (forceps, gros bébés, etc.) ;
- la constipation régulière, qui provoque des pressions intra-abdominales ;
- la chirurgie pelvienne ;
- le prolapsus (descente d'organes) ;
- les antécédents de bronchite chronique et autres allergies qui provoquent des toux récurrentes ;
- le surpoids ;
- certains sports à risque (jogging, trampoline, tennis, etc.) ;
- l'énurésie (antécédents de « pipi au lit » dans l'enfance) ;
- les antécédents familiaux de fuites urinaires.

## Que faire alors ?

De la prévention à vie et de bons exercices pour le renforcer !

Pour prévenir, il est plus facile de comprendre ses erreurs si on les fait au moins une fois, alors faites ces 2 tests. Debout ou assise :

placez-vous correctement sans cambrer (voir page 40). Vous faites 2 gestes simples, un mal exécuté et l'autre avec contrôle.

**Test 1** (qui peut provoquer une fuite urinaire, attention !) **:** mettez une main sur votre ventre, l'autre main tient le mouchoir. Mouchez-vous fort et ressentez votre ventre qui pousse votre main, il ressort. C'est un mauvais geste qui pousse le contenu abdominal vers le bas. Lorsque vous êtes enceinte, cette pression est encore plus forte puisque votre ventre porte votre bébé, qui prend de la place et écrase plus ou moins les viscères, dont la vessie. Cette pression constante, accentuée par des gestes brutaux tels que le fait de se moucher, empêche le muscle de l'urètre de se contracter pour retenir les urines. Ces fuites ne signifient pas que la vessie est pleine et ne sont donc pas suivies d'une envie urgente d'aller aux toilettes.

Ce qui veut dire que si cette pression est nulle, il n'y a plus de fuites ? Dans la plupart des cas, oui, les fuites sont interrompues ou plus rares, mais il faut y penser souvent dans la journée !

Comment diminuer la pression intra-abdominale pour me moucher, tousser ou soulever une charge lourde ? En resserrant le périnée avant toute action, en expirant et en utilisant ses « abdos » !

**Test 2 :** toujours dans la même position, placez votre main sur le ventre et tenez votre mouchoir. Votre dos est autograndi. Contractez votre périnée et rentrez le ventre en inspirant. Mouchez-vous. Vous avez sûrement ressenti votre périnée se contracter en remontant, c'est-à-dire que vous ressentez une remontée du vagin dans la contraction, et votre ventre se rentrer. L'action de votre périnée et de vos abdominaux protège votre région périnéale et la renforce puisque vous provoquez des contractions volontaires, c'est une excellente gymnastique de prévention ! De même si vous éternuez, essayez juste avant de contracter le périnée et de rentrer le ventre, c'est plus difficile mais avec de l'entraînement, vous y arriverez ! Attention, ces tests et autres exercices proposés dans les programmes ne se substituent pas à la rééducation périnéale qui vous sera prescrite par votre gynécologue.

Vous verrez page 47 un croquis qui illustre bien les pressions qui s'exercent au quotidien sur le périnée.

Il existe d'autres exercices à faire chaque jour pour préserver et renforcer son périnée. Retenez pour les actions citées plus haut qu'il faut toujours expirer durant l'effort en resserrant le périnée.

Ces « bons réflexes » que vous adopterez vous seront salutaires dès le début de votre grossesse, après la naissance de votre bébé et tout au long de votre vie de femme.

Ils amélioreront considérablement votre qualité de vie. Vous verrez, dans les programmes à venir, des exercices pour le périnée et vous constaterez qu'il ne peut se renforcer « tout seul ». En effet, une posture bien corrigée, une respiration maîtrisée et la bonne contraction abdominale associées à la contraction périnéale donnent de bons résultats à condition que ces « bons réflexes » soient intégrés à votre quotidien et ce, durablement.

De bons exercices pour renforcer le périnée : les programmes sont conçus pour ne pas abîmer la région périnéale et aussi pour renforcer cette zone si « précieuse ». Vous constaterez très vite les résultats et les bienfaits d'une gymnastique périnéale associée à d'autres mouvements ou à d'autres postures.

Bien évidemment, une gymnastique avant ou après bébé ne suffit pas si la prévention quotidienne est négligée. Pour des cas particuliers, des solutions existent. Une rééducation périnéale est le premier traitement proposé par les gynécologues. Ils sont assurés par des kinésithérapeutes urologues ou des sages-femmes. Plusieurs techniques reconnues sont alors proposées telles que le travail manuel intravaginal, des exercices de contraction volontaire du périnée, l'électrostimulation, le *biofeedback* instrumental et la rééducation comportementale. Des médicaments ou de la chirurgie peuvent être proposés pour d'autres cas.

Il est malheureusement encore courant de constater que le mot « périnée » est tabou. Il est caché certes, mais comme tout muscle il doit travailler ! Grâce à des contractions volontaires, votre périnée sera aussi tonique que le reste de votre corps. Les programmes de gymnastique prénatale, postnatale et d'entretien corporel vous aideront de façon efficace à retrouver un périnée actif!

## Le renforcement

Le renforcement musculaire est important afin d'assurer une bonne stabilité au squelette, un meilleur tonus. Muscler ne veut pourtant pas dire contracter fort et développer la musculature comme les haltérophiles.

**Nous possédons 2 types de muscles : les profonds et les superficiels.**

- *Les muscles profonds assurent le maintien* : principalement, il s'agit des muscles paravertébraux de la colonne, qui agissent tels des haubans d'un mât de bateau, ou encore du transverse abdominal, qui gaine la taille et protège les organes de l'abdomen.
- *Les muscles superficiels permettent le mouvement.* Prenons tout d'abord l'exemple du biceps du bras, qui traverse 2 articulations : le coude et l'épaule. Si le point fixe est le buste, alors le biceps, en se contractant, assure la flexion de l'avant-bras sur le bras et permet aussi l'élévation antérieure du bras sur l'épaule. Un autre exemple : le mollet. Si les orteils au sol sont le point fixe, le mollet en se contractant soulève le talon et permet d'amorcer la marche (avec bien sûr l'aide d'autres contractions musculaires du corps pour la projection du corps vers l'avant).

Le renforcement musculaire se fait grâce à des exercices dynamiques (en mouvement) et en isométrie (statique, sans mouvement).

**Durant la grossesse, il est particulièrement important de travailler :**

– le renforcement des muscles profonds, les muscles du maintien vertébral, le périnée et le centre abdominal (le transverse);

– la tonicité des muscles superficiels (tous sauf les grands droits et les grands obliques qui seront trop distendus durant la grossesse) ainsi que sur l'assouplissement du psoas iliaque, muscle profond qui est sous tension à cause de mauvaises postures.

Le psoas est un muscle de la hanche qui permet, si le tronc est fixe, de faire la flexion de la cuisse sur le bassin. Si les cuisses sont fixes, il permet la flexion du buste sur les cuisses en creusant le bas du dos ! Seulement, il est souvent trop court ou raccourci à cause d'un manque d'assouplissement, il est par conséquent responsable des douleurs lombaires. En effet, s'il est court, il tire en avant la face antérieure des vertèbres lombaires, ce qui a pour effet de faire cambrer. Aucun exercice abdominal ne pourra rééquilibrer le corps si un étirement doux et répété n'est pas fait durant la grossesse. Le psoas est un muscle puissant mais caché ! C'est aussi le muscle de l'émotion : dans le stress il se contracte et provoque des tensions musculaires dans le bas dans le dos.

Enfin le renforcement se fera en amplitude confortable avec des temps de repos pour ne pas provoquer de courbatures. Celles-ci n'ont d'ailleurs jamais été un signe de bon travail. Elles traduisent une bonne ou une mauvaise adaptation d'un muscle à l'effort. C'est une idée fausse que de dire « Ouah, j'ai des courbatures, ça prouve que j'ai bien travaillé ! »

Retenez qu'un muscle a besoin de se contracter, de se relâcher et de s'étirer. Plus vous donnez de la mobilité et de la souplesse à votre corps, plus vous le rendez fort.

## Le stretching (les assouplissements)

Depuis 30 ans, je dis à mes élèves jeunes ou âgées que la principale qualité physique est la souplesse ! J'avais appris cela de mon professeur kinésithérapeute qui souffrait d'arthrose mais qui entretenait quotidiennement sa souplesse, sans quoi elle allait inévitablement vers les douleurs et l'enraidissement définitifs.

Regardez l'agilité d'un félin, sa légèreté, sa mobilité. Tout est dit : un corps souple est mobile, léger et gracieux. Vous aussi, durant votre grossesse, après la naissance de votre bébé et durant toute votre vie de femme, entretenez un « corps de féline ».

À long terme, les assouplissements doux et maîtrisés évitent les courbatures, les crampes, les déchirures ou les tendinites. Le corps musculaire est long et étiré, la silhouette est élancée. Le dos est droit. Regardez un danseur, un gymnaste, un patineur, ils ont en eux la puissance, l'équilibre, la force, la précision, l'élégance parce que leur corps ne les freine pas, ne se bloque pas. Tel un bambou qui se tord sans se rompre, il est souple et solide. Le corps musclé et surdéveloppé sans souplesse se raidit dans le temps, se raccourcit tel un morceau épais de bois rigide qui se rompt en cas d'impact et se brise.

Ma devise : « 10 à 15 minutes d'assouplissement par jour garantissent un corps souple et solide ! »

## La prévention

La prévention tient compte de 2 facteurs : la prise de conscience de son corps dans les mauvaises postures au quotidien, et les bons mouvements.

La prise de conscience de son corps dans les mauvaises postures : si vous travaillez, vous avez probablement remarqué que vous adoptez très souvent les mêmes postures. Elles sont répétitives, automatiques. Par exemple au bureau, vous êtes assise avec toujours la même jambe pliée sur l'autre. Votre colonne vertébrale se tord alors pour que vous puissiez rester droite malgré tout ! En fait, vous créez une torsion du rachis et, à long terme, vous avez une partie du corps trop étiré et l'autre sous tension.

À la maison, vous vous adonnez à plusieurs tâches ménagères et la façon dont vous vous penchez vers l'avant met votre colonne vertébrale à rude épreuve. Votre musculature s'affaiblit et vos disques s'abîment jour après jour.

**Alors, voici quelques conseils préliminaires pour effectuer les bons mouvements :**

Préserver sa santé physique, c'est utiliser ses articulations et sa musculature à bon escient. Enceinte, vous devrez bouger autrement afin d'adapter votre corps aux efforts du quotidien. Bouger autrement, c'est :

- plier les genoux et descendre dos plat pour attraper un objet au sol pour ne pas abîmer les disques intervertébraux. Se redresser dos droit tout en resserrant le périnée et en rentrant le ventre ;
- rouler sur le côté pour se coucher et se relever d'un lit ;
- marcher en déroulant les chevilles et en s'autograndissant afin d'utiliser les muscles profonds du rachis vertébral et, par conséquent, vous solliciterez mieux votre ceinture abdominale ;
- faire un sport adapté ou une activité physique spécifique qui permet de rester tonique, souple et agile jusqu'au jour de la naissance de votre bébé.

**Ne l'oubliez pas, prendre soin de son corps, c'est :**

- protéger son périnée en le contractant lorsque vous soulevez un paquet lourd, que vous toussez ou que vous vous mouchez. La constipation est fréquente durant la grossesse. Si vous êtes constipée, ne forcez pas en poussant le ventre en avant mais détendez-vous, patientez et de temps en temps contractez les abdominaux en rentrant le ventre pour vous aider à la poussée ;
- entretenir ou améliorer sa souplesse et sa tonicité corporelle.

# Les 3 questions/réponses : Pourquoi ? Comment ? Combien ?

Parce que les 9 mois durant lesquels vous allez « construire » votre bébé sont précieux, fragiles (et si vite passés !), il est important de mettre toutes les chances de votre côté pour être en pleine forme durant votre grossesse. Comme vous prenez soin de votre santé, prenez soin de votre corps.

## Pourquoi une méthode spécifique et pas une gymnastique classique ?

En général, lorsqu'une personne décide de pratiquer une activité physique, les 2 principaux objectifs sont la condition physique et la perte de poids. En effet, le travail cardio-vasculaire à l'échauffement en début de cours ainsi que la dynamique intrinsèque aux exercices permettent de travailler la condition physique et la tonicité musculaire. À long terme, la personne est en meilleure forme, perd parfois un peu de poids et son corps se sculpte progressivement.

Lorsqu'une femme est enceinte, le travail cardiaque soutenu n'est pas utile et peut parfois être dangereux. L'objectif d'une gymnastique est particulier et doit être spécifique. Les exercices et postures de la méthode sont sécurisés : pas d'exercice avec glissade, aucune posture sur le ventre ni de compression abdominale. Il n'existe pas non plus d'exercices spéciaux de renforcement des grands droits (voir « Les abdominaux », pages 18 à 23). **Les objectifs sont spécifiques : être mobile jusqu'au jour de l'accouchement, être à l'aise dans son corps, souple et solide.**

## Comment la méthode peut-elle être spécifique et sécurisée ?

La méthode choisit des exercices qui assouplissent les articulations et renforcent les muscles profonds et superficiels. Ils sont exécutés avec une prise de conscience de la posture et de la respiration.

Le gainage abdominal est important mais exclut la sollicitation dynamique des grands droits, qui deviennent vite inactifs quand le ventre prend forme. La gaine naturelle est le transverse, qui officie comme une grosse ceinture de maintien qu'il faut « tenir en place » et renforcer afin d'éviter les problèmes de dos, qui sont fréquents durant la grossesse.

Aussi le renforcement périnéal est essentiel durant les 9 mois. Il évite les fuites urinaires, limite les déchirures musculaires lors du passage de bébé à la naissance et permet une vie sexuelle épanouie (voir « Le périnée », pages 22 à 29).

## Combien de temps dure le programme ?

Une séance dure environ 45 minutes. Elle est composée d'un échauffement de 5 minutes, d'une séance de renforcement et d'assouplissement et de 5 minutes de retour au calme.

Combien de séances par semaine ? Tout dépend si vous travaillez ou pas, si vous êtes sportive ou non, du temps dont vous disposez dans la journée et dans la semaine, et enfin, de votre état de forme : une séance hebdomadaire vous donnera des résultats à long terme si elle est régulière. Idéalement, ce serait 1 à 3 fois par semaine, entre 20 et 45 minutes par séance. Il n'existe pas de quantité, il est préférable de se concentrer sur la qualité. Faites-en moins, mais faites-le bien ! Il vaut mieux faire 10 minutes d'exercices tous les jours plutôt que 1 heure une fois par mois. Selon le temps, vous pourrez alterner une séance avec de la natation ou de la marche. Certaines semaines seront agitées ou fatigantes, préférez des séances courtes ou abstenez-vous et préférez une sieste. La régularité donne de bons résultats à long terme, mais, enceinte, les humeurs peuvent changer et bébé qui grandit en vous vous oblige parfois à « lever le pied ! ». **Certaines femmes ont besoin de bouger tous les jours parce qu'elles sont sportives, d'autres auront envie de douceur et de relaxation. Écoutez votre corps, il vous dira ce dont il a besoin.**

### Témoignage

*Lors de mes 2 premières grossesses, j'ai dispensé des cours de Pilates et de fitness tous les jours jusqu'au terme parce que j'étais en super forme, j'aurais pu aller danser le rock le soir ! Lors de ma dernière grossesse, au début du 8e mois, un matin, en me réveillant, j'ai entendu le message de mon corps qui me demandait : « Arrête maintenant et fais du stretch et de la relaxation, merci. » J'ai écouté cette « voix intérieure », j'ai aimé cette période qui mettait en avant d'autres besoins de mon corps. Je n'étais pas fatiguée, mais j'avais juste envie de lenteur. J'ai apprécié jusqu'au terme le stretching, la relaxation et la méditation, lentement, sereinement jusqu'à la naissance de mon bébé.*

9 mois de pratique... et plus encore ! Les programmes sont adaptés au temps prénatal et au postnatal. Ils sont évolutifs et spécifiques afin de répondre aux besoins selon la période que vous traversez. **Excepté** si vous avez des problèmes de santé ou des baisses de tension ou si vous vous sentez fatiguée ou souffrez de nausées ou d'autres gênes, vous pouvez commencer le programme dès le début de grossesse.

Votre corps subira moins les évolutions désagréables de votre grossesse, il sera plutôt entraîné et aura du répondant face aux situations difficiles qu'il éprouvera.

### Quel est « le plus » de la méthode ?

L'avantage d'une pratique régulière des ateliers de la méthode (1 à 3 fois par semaine) est d'avoir appris et mémorisé les « bons réflexes » très utiles dès le retour à la maison avec bébé. En effet, le programme prend soin de votre santé physique, mais il vous conseille et vous prévient aussi des dangers des « mauvaises postures » au quotidien. Dans l'acte 5, vous trouverez des conseils et astuces pour vous pencher avec bébé dans les bras pour le bain, les soins, l'allaitement, les promenades... (voir comment protéger son dos, ses abdos et son périnée avec bébé dans les bras, pages 193 à 195).

Aussi, c'est tout au long de votre vie de femme que vous devrez adopter les bons réflexes pour remuscler et protéger votre corps (voir acte 6). Que vous soyez à la maison ou au bureau, des exercices et postures à faire ainsi que des conseils et astuces vous permettront de garder un corps souple et solide.

## Ce qui vous attend pendant ces 9 mois

Au fil des mois, vous éprouvez divers désagréments physiologiques : douleurs du dos, problèmes circulatoires, symptômes hormonaux, troubles digestifs, sommeil agité.

Vous prenez conscience des transformations de votre corps : arrondissement du ventre, augmentation de la taille des seins, accentuation des courbures vertébrales, déplacement du centre de gravité vers l'avant pour rester en équilibre, prise de poids.

De la même façon que vous prenez soin de votre santé et de votre hygiène alimentaire, vous devez vous préoccuper de votre condition physique.

| Principaux types de changements | Description |
| --- | --- |
| **Hormonaux** | Sécrétion d'une plus grande quantité de l'hormone élastine, qui, tout au long de la grossesse, prépare l'ouverture des articulations du bassin (ligament pelvien) pour faciliter la naissance et assouplit les autres articulations du corps. |
| **Physiologiques** | Augmentation du volume sanguin (environ 25 % supplémentaires), due à la rétention d'eau et de sel, entraînant une accélération du rythme cardiaque et respiratoire pour alimenter le bébé en oxygène et éléments nutritifs. |
| **Physiques et anatomiques** | Accroissement du volume des seins, entraînant un enroulement des épaules vers l'avant et un relâchement musculaire du haut du dos. Arrondissement du ventre, qui s'alourdit vers le bas et l'avant, et prise de poids, entraînant :<br>– une modification progressive de l'équilibre du corps ;<br>– un affaiblissement des muscles du dos ;<br>– un allongement des muscles de l'abdomen ;<br>– une antéversion du bassin (bascule vers l'avant) ;<br>– un déplacement vers l'avant du centre de gravité ;<br>– une fragilisation des articulations des hanches, genoux et chevilles. |

.../...

| | |
|---|---|
| **Esthétiques** | Pour des raisons hormonales, modification de la beauté et de la santé :<br>– de la peau : plus lisse, grasse/sèche, teint lumineux/terne, apparition de tâches (« masque de grossesse »), boutons, vergetures...<br>– des cheveux : plus bouclés/lisses ou plus volumineux ;<br>– des ongles : cassants/fortifiés... |

Avant de commencer les programmes, il est essentiel de bien comprendre les positions de base de la méthode : s'exercer aux postures et à la respiration. C'est comme bien comprendre le Code de la route avant de conduire une voiture. Dans ce cas, vous comprenez et mémorisez bien la posture, la respiration et le centrage abdominal avant de « conduire » votre corps correctement et c'est d'autant plus important qu'il y a un passager à bord !

Vous verrez que ces positions de base sont les mêmes que celles que vous adopterez pour le programme postnatal. Mais oui, vous aurez du pain sur la planche ! Vous trouverez 2 programmes essentiels et spécifiques de la méthode pour reconstruire votre corps. Ces mêmes positions vous accompagneront tout au long de votre vie de femme, à la maison, au bureau ou dehors. Les postures autocorrigées deviendront vite de bons réflexes, vous aurez un corps étiré, tonique et agile, une silhouette de jeune maman et de femme dynamique et épanouie ! Et si un jour vous assistez à un cours de Pilates, vous serez préparée, tout vous semblera évident, plus facile à comprendre sur le plan de la posture, de la respiration et du gainage.

# Les positions de base

Avant de commencer votre programme, il est important de bien comprendre les positions qui vont vous servir durant tous les exercices. Exercez-vous 1 ou 2 fois placée correctement en suivant les explications ci-dessous.

Avant l'échauffement : placement du corps, postures et respiration.

## La posture debout

Placez-vous naturellement (sans faire l'effort de vous redresser) devant un miroir afin d'observer votre silhouette de la tête aux pieds. Portez des vêtements près du corps ou restez en sous-vêtements. Face au miroir, observez la position des jambes, du bassin, du buste, de vos épaules et de votre tête. Peut-être remarquez-vous que vos épaules sont en dedans que votre dos s'arrondit, que votre bas du dos se creuse et que le ventre pousse vers l'avant et vers le bas. Regardez la position de vos pieds de vos genoux, vous êtes peut-être déhanchée.

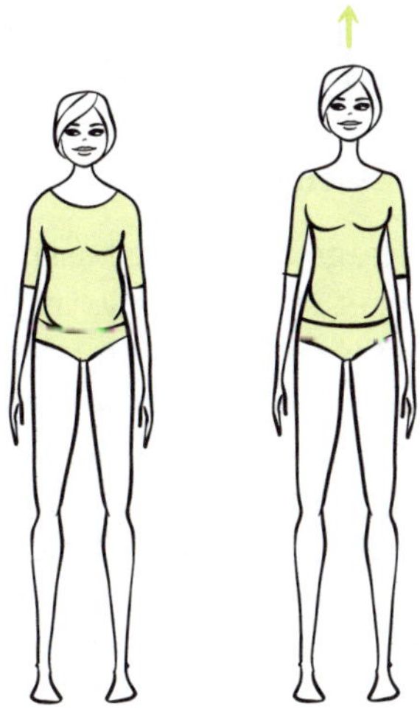

Regardez-vous de profil et observez la position de la tête, du haut du dos et du bas du dos. Avez-vous la sensation de vous tasser, de vous arrondir ? Rappelez-vous de l'exemple de l'accordéon dont les soufflets se rapprochent les uns des autres.

Pensez à l'autograndissement au quotidien : chez vous lorsque vous êtes au téléphone, au bureau, dans les transports en commun, dans une file d'attente tel un ressort qui s'étire...

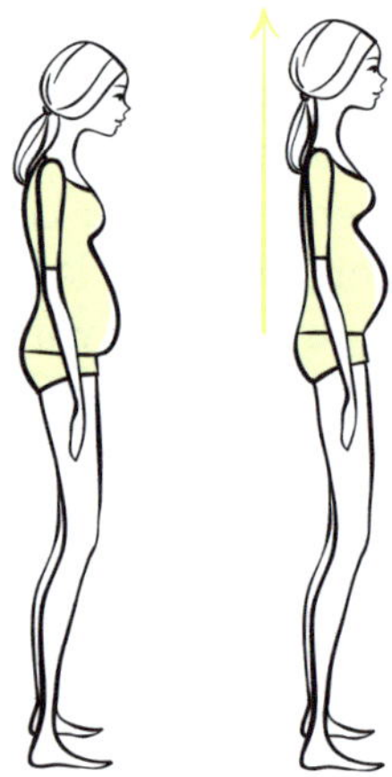

**Travailler l'autograndissement :**

Les pieds écartés de la largeur de votre bassin, parallèles, fléchissez légèrement les genoux et rétroversez votre bassin légèrement (le pubis en avant). Redressez votre dos en imaginant que vous voulez toucher un plafond qui serait à 2 cm du sommet de votre crâne. Tel un accordéon ou un ressort qui s'étire, toute votre colonne vertébrale s'allonge vers le haut. Les muscles profonds du rachis se contractent pour maintenir la posture droite. Votre ceinture abdominale, le transverse, maintient votre bassin correctement. Les courbures s'estompent, les muscles lombaires sont étirés, soulagés.

## Le test du mur

Ce test est à faire jusqu'à environ 6 mois de grossesse et en période postnatale.

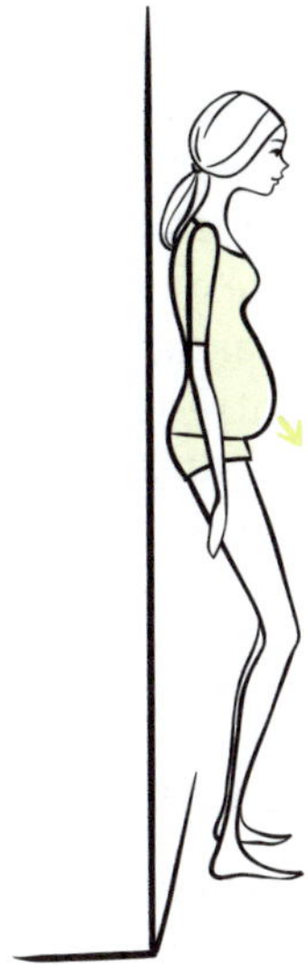

Placez-vous dos au mur, les talons à environ 20 cm du mur. Les pieds sont écartés de la largeur de votre bassin, parallèles, pliez vos genoux afin de poser votre dos contre le mur tout en restant droite. C'est en faisant une légère rétroversion du bassin (le pubis en avant) que vous allez sentir votre bassin se poser correctement contre le mur. Pour vous aider, les genoux peuvent se fléchir un peu plus et le dos glisse légèrement vers le bas pour bien se positionner. Essayez de bien placer votre dos et vos omoplates en gardant la tête posée contre le mur, mais cette position est plus difficile, alors n'insistez pas en forçant, laissez-la droite sans tensions. Quand les lombaires sont posées contre le mur, ce sont peut-être vos épaules et omoplates qui ont du mal à se poser contre le mur. Ajustez les positions afin que votre dos s'allonge contre le mur sur tout le long de la colonne vertébrale.

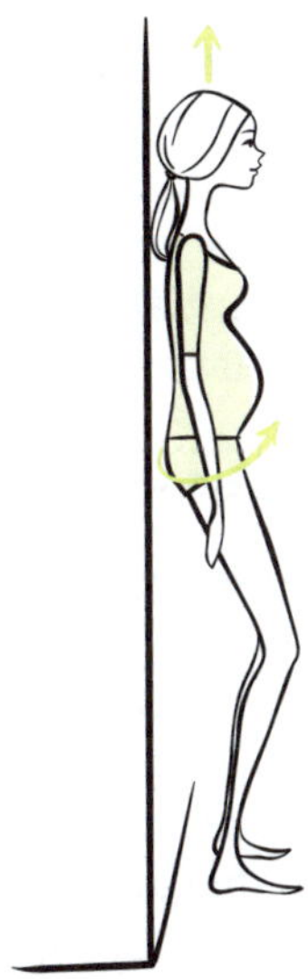

Placer correctement sa tête est un autre problème : celle-ci a tendance à se relever, le menton tiré vers le haut. Essayez d'allonger les cervicales en regardant devant vous le menton légèrement rentré en gardant la mâchoire relâchée, pas de tensions inutiles ! Allongez les bras le long du corps ou placez les mains sur le bas du ventre comme pour le tenir. Maintenez la position d'allongement 1 à 3 minutes tout en respirant calmement par le nez de préférence, votre respiration sera alors plus calme et régulière. C'est un exercice d'assouplissement et de contrôle des courbures de la colonne vertébrale. Tout en soulageant la région lombaire toujours trop tendue, cet exercice vous permettra de renforcer la ceinture du transverse abdominal ainsi que le périnée : fermez les yeux et concentrez-vous sur la respiration. Durant une expir' longue (par le nez), vous contractez le périnée tout en sentant la ceinture se resserrer naturellement. Le dos reste droit, les épaules basses. Sur une inspir', relâchez le périnée et laissez le ventre se gonfler sans forcer, tout en restant droite contre le mur. Ensuite une inspiration et une expiration pour marquer un temps d'arrêt. Puis recommencez cet exercice. 10 à 20 contractions. 1 fois par jour. En plus de soulager le dos, cette posture vous obligera à respirer calmement et vous amènera vers une détente profonde.

## Assise sur une chaise

### La mauvaise position

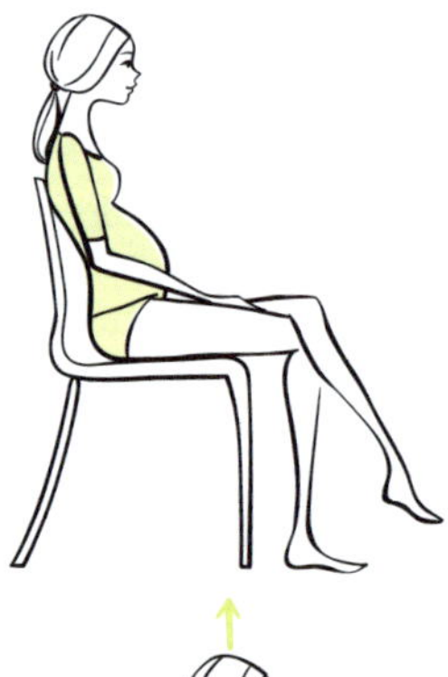

Habituellement lorsque vous vous asseyez sur une chaise, vous vous tassez le dos arrondi et vos disques intervertébraux lombaires ne sont pas tiraillés. Une autre position classique chez la femme est de croiser les jambes. Par conséquent votre hanche se relève et vous vous penchez sur le côté opposé. Afin de ne pas tomber, vous redressez tant bien que mal votre colonne.

### La bonne position

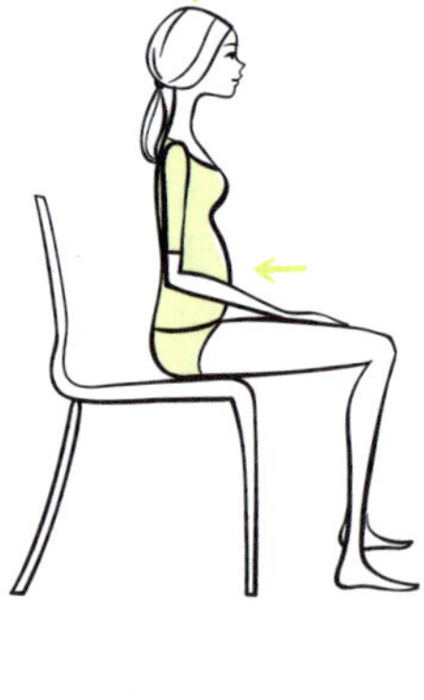

Asseyez-vous au bord de la chaise et veillez à garder les pieds parallèles en dessous des genoux. Efforcez-vous de vous tenir droite sans creuser le dos. Vous pouvez utiliser un coussin gonflable ou un coussin plat si votre assise est trop basse, ou bien surélever vos pieds avec un repose-pieds si votre assise est trop haute. L'idéal est d'avoir les genoux à la hauteur de vos hanches ou mieux encore d'avoir les genoux plus bas, et pour cela il faut relever le siège manuellement ou avec des coussins supplémentaires. Si votre dos est fragile, vous sentirez vite un confort.

*Technique pour se relever d'une chaise :* placez un pied en avant et l'autre légèrement en arrière. Penchez-vous légèrement en avant tout en appuyant sur vos pieds pour vous relever. Cette technique est surtout valable lorsque le ventre est lourd et que le bas du dos est fragile. Et n'oubliez pas de resserrer le périnée en expirant surtout si vous devez vous relever d'un canapé dont l'assise est basse.

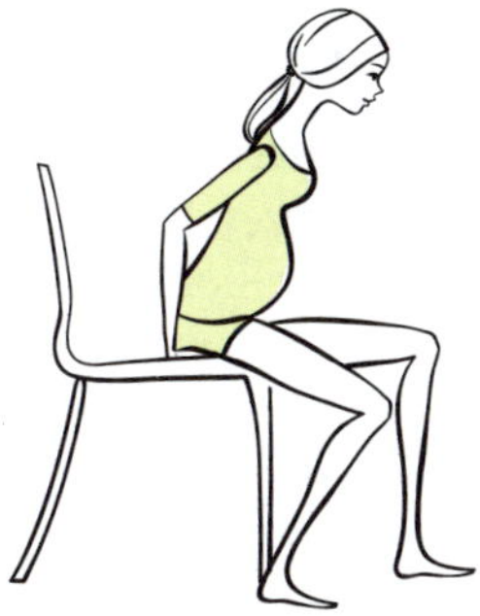

*Technique pour se relever du sol :* passez sur les genoux puis placez un pied en avant en fléchissant le genou. Appuyez-vous sur ce genou avant, relevez les orteils du pied arrière. En une poussée, relevez-vous le dos droit.

## Sur le côté

Allongez-vous sur une hanche, un bras tendu, la tête posée dessus, les genoux restent fléchis, légèrement en avant. Imaginez que vous êtes allongée le long d'un mur avec la tête, les omoplates, le bassin, les fessiers ainsi que les talons collés au mur.

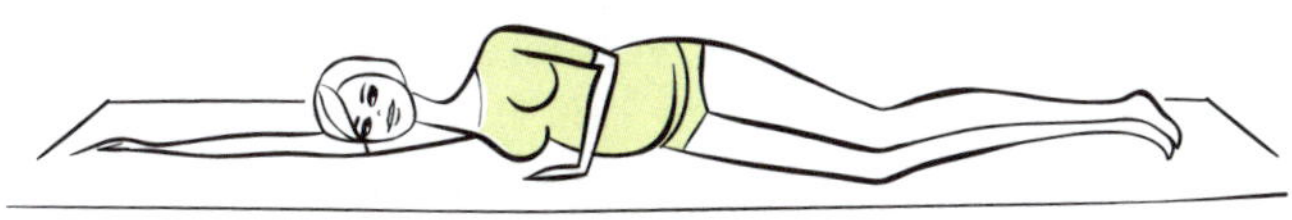

Une autre position consiste à être allongée sur le côté en gardant les 2 jambes tendues dans l'alignement du corps (imaginez que vous êtes allongée sur une poutre de gymnastique). Ensuite, avancez vos 2 jambes tendues en avant de 20 cm environ. Ce positionnement évite de trop creuser le bas du dos.

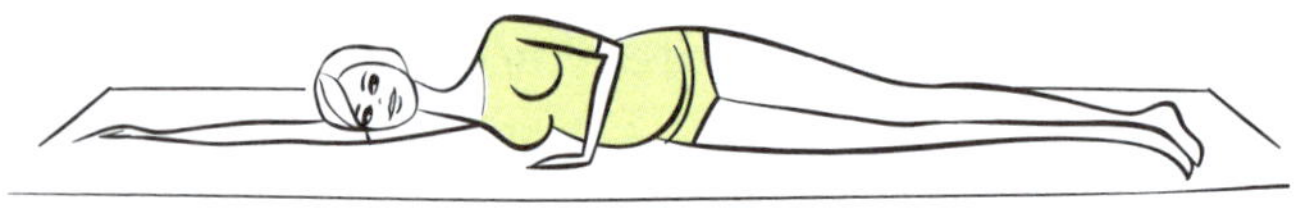

## Sur le dos

C'est à partir de la position sur le côté que vous vous allongez sur le dos. Ayez ce bon réflexe dès le début de votre grossesse afin de ne pas solliciter les « mauvais abdos » et de ne pas vous faire mal dans le bas du dos (voir page 22).

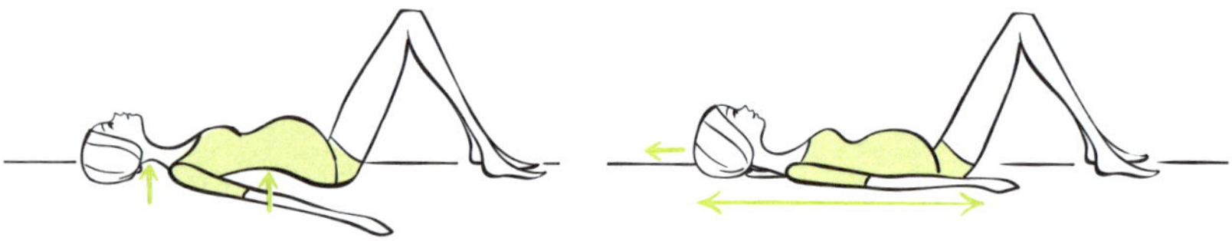

Lorsque vous vous allongez sur le dos, celui-ci est posé, tassé mais jamais étiré.

Afin de bien allonger le rachis vertébral tout en l'étirant, il faut commencer par le bassin : les pieds sont écartés près du bassin, parallèles. Les bras le long du corps, relevez lentement votre bassin puis les lombaires et le milieu du dos. Arrêtez-vous aux omoplates, qui doivent rester au sol (l'attache de votre soutien-gorge reste sur le tapis). Aussi, veillez à garder la nuque étirée (le menton rentré). Reposez votre dos, vertèbre après vertèbre[1], de façon légère et fluide. Ressentez votre dos étiré sur le tapis. Pour plus de confort, un petit coussin plat posé sous les fesses peut être utile et confortable.

1. L'expression veut dire que vous déroulez la colonne vertébrale de haut en bas en ressentant les zones étirées.

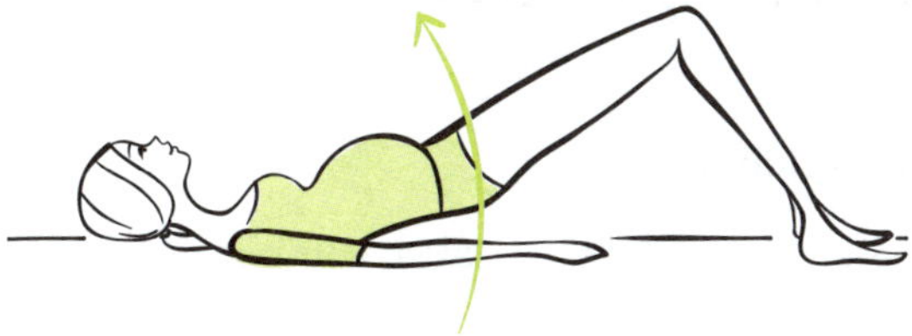

À partir du 7e mois de grossesse, pour plus de confort, vous pourrez relever le tapis « en transat » à l'aide de quelques coussins épais. L'idéal, si vous n'avez pas de tapis spécial qui forme cette inclinaison, est d'utiliser 3 gros coussins ou oreillers et de les empiler sous votre tapis afin que votre buste soit relevé.

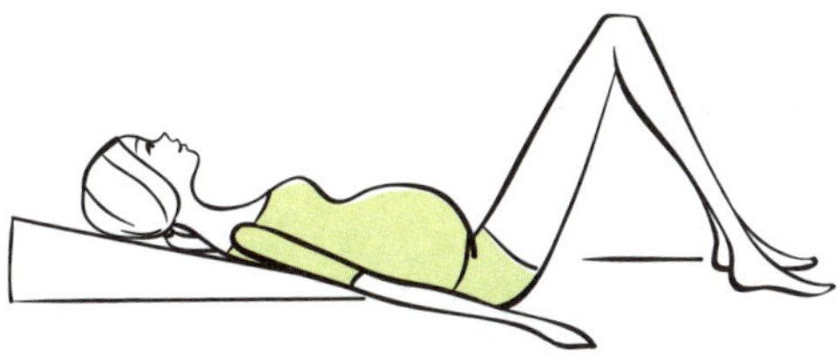

# Test de la respiration

**Assise sur une chaise :**

Asseyez-vous sur le bord de la chaise (voir pages 42-43).

Placez vos 2 mains sur le ventre et ressentez votre respiration. Lorsque vous respirez, évitez de lever les épaules en gonflant la poitrine. À l'inspir', sentez votre ventre qui se gonfle sous les doigts. À l'expir', sentez que votre ventre se rentre naturellement. Essayez cet exercice durant 1 minute en fermant les yeux afin de bien comprendre ce mouvement abdominal. En vous exerçant à cette respiration naturelle, vous ressentirez très vite de l'apaisement et un bien-être. Vous pourrez à tout moment de la journée adopter cette posture afin de retrouver votre calme. Lentement, inspirez par le nez afin d'avoir une respiration profonde et lente. Si vous avez du mal à expirer par le nez, ouvrez légèrement la bouche sans faire de mouvement avec vos lèvres.

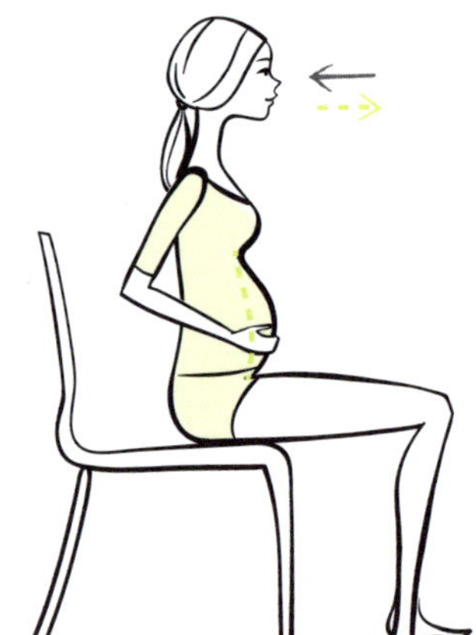

# Le périnée

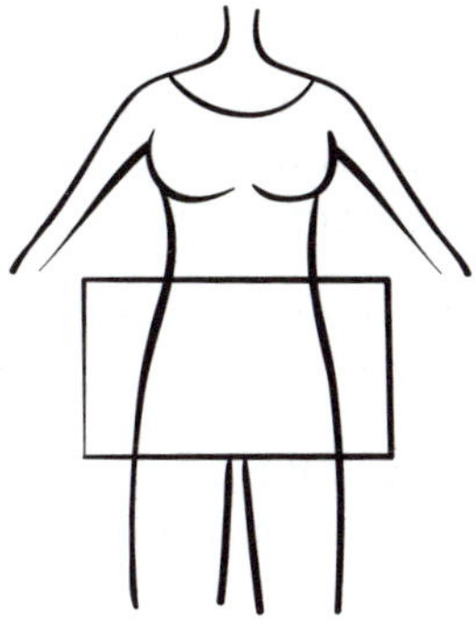

Réveillons le périnée ! Sans que nous nous apercevions, notre périnée est toujours en activité. Soit il se relâche, soit il est étiré, poussé vers l'extérieur, soit il se contracte en remontant vers l'intérieur. Le périnée est très sollicité durant l'inspiration et durant vos efforts au quotidien.

Pourquoi le périnée est-il lié à la respiration et aux abdominaux ? Un peu d'imagination ! Supposez que le bassin et la ceinture soient représentés par une boîte en carton placée entre les jambes et le buste. Oubliez la grossesse pour cet exemple. Le tour du carton représente la taille (sangle abdominale et muscles lombaires), le fond du carton représente le fond de votre bassin.

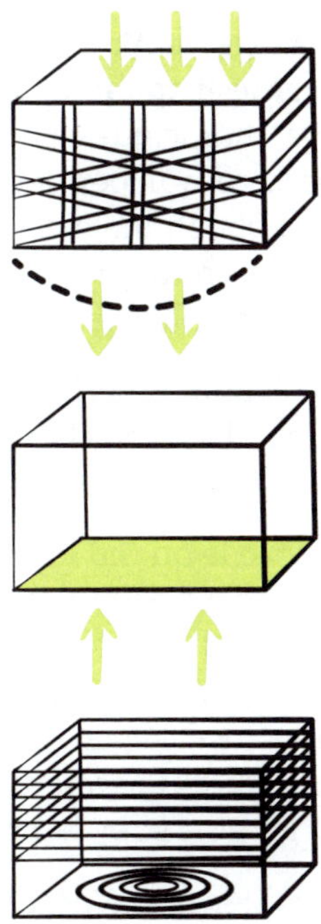

Votre carton est rempli d'objets comme votre bassin est comblé d'organes et de viscères. Le carton est très chargé, lourd et le fond est fragile. Le bassin supporte ces organes qui s'alourdissent et pousse vers le bas, par conséquent le périnée est repoussé, étiré vers le bas. Le fond du carton va se déchirer, car tout son contenu pousse vers le bas. Le carton s'élargit et le fond a du mal à résister, alors vous enrubannez de scotch tout le tour du carton (les abdos), de peur que les parois se distendent. Alors, nous pensons au renforcement abdominal, nous « enrubannons » la taille, pensant que c'est la solution. Erreur ! Nous secouons le carton et son contenu paraît encore plus lourd, le fond va lâcher. Comme ce carton, notre corps subit quotidiennement différentes pressions intra-abdominales (sauts, toux, port de charges, etc.).

La première chose à faire est de « sécuriser » le fond, le fond du carton, le fond du bassin : le périnée.

La seconde est de ne pas trop charger ce carton, ne pas exercer toutes ces pressions dans le fond du bassin. Il faut alléger.

Enfin, il faut utiliser une main placée sous le carton afin d'annuler la résistance lorsque vous le portez, les parois ne résistent pas. La respiration avec la contraction du périnée et des abdominaux va alléger le fond du bassin. En effet, en expirant, le diaphragme (muscle inspirateur en forme de parapluie ouvert séparant la cage thoracique et la paroi abdominale) va remonter (se relâcher), ce qui permet de diminuer voire d'annuler la pression intra-abdominale. Le périnée, qui n'est plus étiré, va donc pouvoir se contracter (action volontaire), les muscles abdominaux ont donc plus de facilité pour se contracter, rétracter la taille.

En résumé, le périnée est symbolisé par le fond du carton et, pour ne pas déchirer, abîmer, user le fond du périnée, il faut limiter les pressions, les charges. Il faut plutôt alléger le fond !

Pas facile quand le poids croissant de l'utérus appuie progressivement. Effectivement, la pesanteur, les pressions successives et le poids du bébé aggravent la situation. Le programme utilise la respiration, la contraction du périnée et du transverse abdominal pour « alléger » le ventre et protéger/renforcer la région périnéale, ce qui permettra de « remonter » votre ventre, de mieux le porter et le supporter.

**Réveillez votre périnée à la maison ou bureau, debout, assise ou allongée, essayez le « tic-tac ».** Serrez le périnée comme si vous reteniez une envie d'uriner ou d'émettre un gaz et relâchez. Sans vous concentrer sur votre respiration, essayez de contracter

1 seconde, relâchez 1 seconde, contractez 1 seconde... aussi rapidement que le tic-tac d'un réveil. Si vous arrivez à faire cet exercice durant 30 secondes, c'est que votre périnée est en bonne forme. Si vous avez du mal à le contracter, refaites cet exercice avec plus de lenteur. Afin d'optimiser le travail périnéal et d'obtenir de bons résultats, rappelez-vous que le périnée doit se relâcher longtemps avant de se contracter. Exemple : si vous contractez le périnée durant 2 secondes, pensez à le relâcher pendant 5 secondes. Si vous contractez durant 5 secondes, pensez à le relâcher 10 secondes.

### « L'ordonnance à vie ! » pour le périnée !

Tout comme vous prenez soin de vos dents, de vos cheveux, de votre peau, vous devez renforcer et protéger votre périnée tout au long de votre vie.

***Au bureau :*** assise sur votre chaise avec le dos droit et les pieds à plat, contractez 2 secondes votre périnée en expirant puis relâchez 3 ou 4 secondes. Répétez 15 fois, 3 fois par jour et tous les jours de l'année. Cette gymnastique quotidienne protégera votre région périnéale. De plus, pour votre confort sexuel, il faut un périnée qui a du répondant : en effet, si la zone périnéale est béante et complètement relâchée, vous n'éprouverez pas de bonnes sensations lors de vos relations sexuelles, votre partenaire non plus.

Nous avons vu les bienfaits d'une respiration correctement placée et la façon de bien contracter la région périnéale. Rappelez-vous alors qu'en général il vaut mieux expirer (souffler) durant un effort.

On complique l'exercice : assise sur votre chaise ou debout (voir la bonne posture, page 39-43).

**Le « 3 en 1 » : renforcement des muscles profonds (périnée, sangle abdominale et dos)**

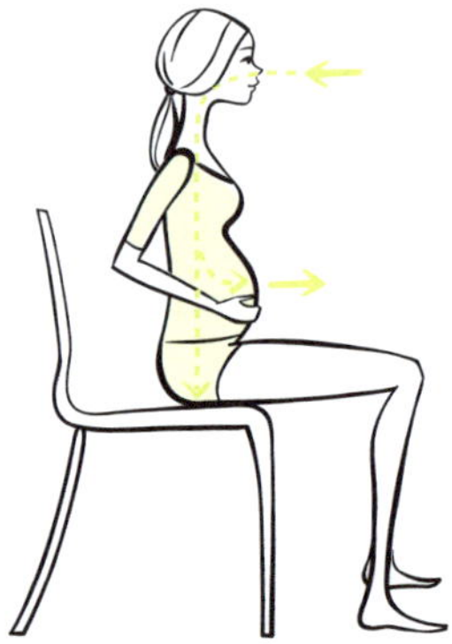

À l'inspir'

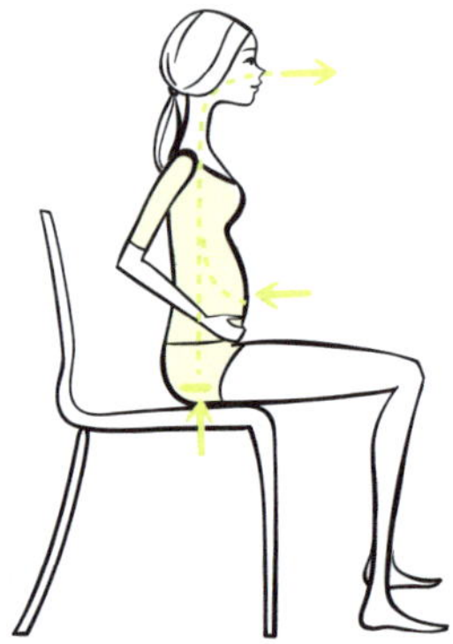

À l'expir'

Repensez à l'image du carton (voir « Le périnée », page 47).

Avant de commencer l'exercice, redressez votre dos, placez les 2 mains sur le bas du ventre et respirez calmement par le nez pendant 1 minute environ.

Ensuite, expirez longtemps et lentement par le nez (ou par la bouche), vous sentez alors le ventre se rentrer naturellement.

Maintenant, à l'inspir', laissez gonfler le ventre (sans forcer la poussée du ventre). Ressentez ce mouvement abdominal.

*Exercice* : durant le temps de l'expir' (2 à 3 secondes), resserrez le périnée et sentez le ventre se resserrer naturellement (il se rentre). Reprenez l'inspir', le ventre se gonfle, le périnée se détend... Recommencez cet exercice plusieurs fois afin d'intensifier le travail jour après jour. Attention à ne pas contracter violemment la région abdominale. Vous sentirez votre périnée plus fort et votre ceinture abdominale plus ferme. Votre dos, redressé, sera mieux maintenu grâce à ces postures d'autograndissement.

Cet exercice deviendra l'exercice le plus complet, un exercice de base puissant et qui travaillera les muscles profonds de votre corps.

Exercez-vous en le faisant le plus souvent possible, 10 fois par jour au minimum ! Bien entendu, en début de grossesse, cet exercice est facile à faire. Dès que le ventre s'arrondit, le transverse abdominal peut toujours se resserrer, ce qui vous maintiendra le dos, mais vous ne devez pas forcer durant la contraction. Le travail de gainage abdominal, même s'il est essentiel durant la grossesse, doit toujours rester con-for-table. Assurez-vous que lorsque vous inspirez, votre ventre est bien relâché, bien détendu. En vous exerçant ainsi il sera plus facile, après la naissance, de retrouver un périnée tonique et une taille plus ferme. Oui, car dès le premier jour de la naissance de votre bébé, vous saurez les bonnes postures, contracter le périnée en expirant, sauf bien entendu si vous avez eu une césarienne. Si vous avez eu une épisiotomie, vous pourrez le resserrer progressivement dès les premiers jours, vous oxygénerez rapidement les tissus et favoriserez la cicatrisation.

### Le « 4 en 1 » : posture + gaine abdominale + périnée + souffle

Allongez-vous sur le dos les pieds écartés de la largeur du bassin, parallèles. Tout en gardant votre menton rentré (nuque étirée), relevez 1 fois le bassin et le bas du dos, puis reposez votre colonne vertébrale vertèbre après vertèbre afin de bien allonger tout votre dos au sol. C'est juste un bon placement de la colonne vertébrale bien étirée avant de commencer l'exercice, car si votre dos est mal positionné, rappelez-vous que vous n'aurez aucun bon résultat.

Expirez longtemps par le nez ou par la bouche puis inspirez en laissant gonfler le ventre. L'exercice consiste à expirer en gardant le périnée serré et en laissant le ventre se rentrer naturellement tout au long de l'expiration. Le bas du dos est posé léger sans s'écraser au sol, les pieds restent légers aussi. Exercez-vous à cet exercice tous les jours afin de bien contrôler votre souffle et la région périnéale. 5 minutes tous les jours.

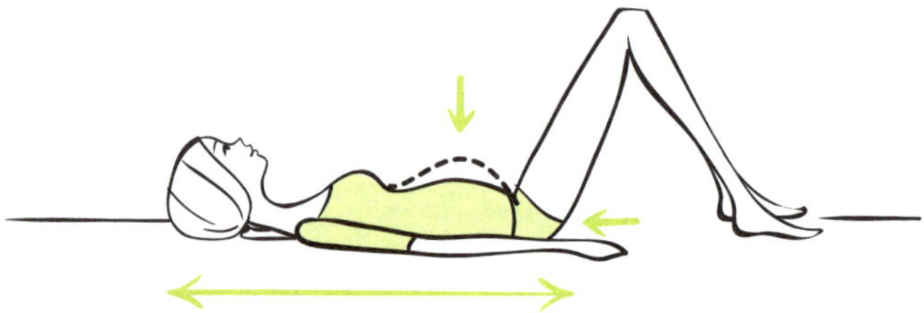

## Quelques préparatifs pour votre « salle de gym » !

Aérez la pièce quelques minutes auparavant et coupez le téléphone ou mettez-le en silencieux, vous serez mieux concentrée sur votre séance qui demande d'ajuster la respiration au mouvement. Mettez la musique qui vous fait vibrer et partez du principe que rien ni personne ne vous dérangera durant la séance.

Habillez-vous de façon confortable : un caleçon ample, un tee-shirt, pieds nus ou en chaussons de gymnastique. Munissez-vous d'une bouteille d'eau afin de vous hydrater régulièrement.

**Les accessoires « maison » dont vous aurez besoin selon votre période de grossesse :**

- 1 tapis de gymnastique ou une grande serviette de bain pliée en trois ;
- 1 ballon souple ou 1 coussin compact ;
- 1 chaise ;
- 1 repose-pieds ou 1 carton rigide et solide ;
- 1 plaid ou 1 couverture ;

– 2 à 3 oreillers ou gros coussins de salon ;
– 1 serviette de toilette roulée ;
– 1 corde ou 1 ceinture de peignoir.

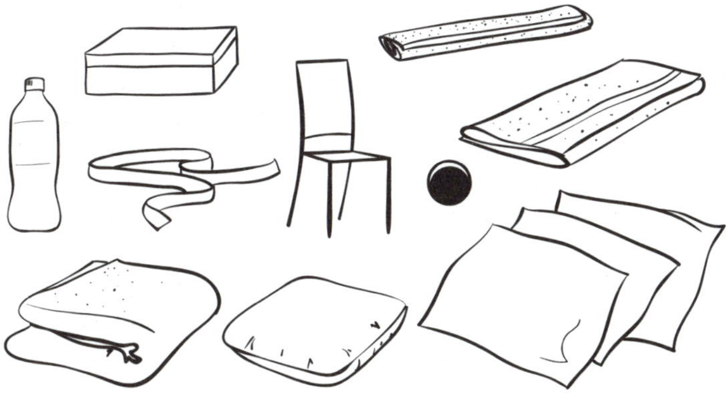

## Partir sur de bonnes bases pour votre programme

Avant de choisir votre programme selon votre période de grossesse, il est important de demander à votre médecin l'autorisation de pratiquer quelques exercices prénataux. Bien que ces exercices soient sécurisés, confortables et spécifiques à votre grossesse, il est néanmoins important de savoir si vous êtes en bonne santé. Si vous avez des problèmes de tension, évitez de faire tout exercice. Si vous souffrez de lumbago, sciatique, consultez d'abord un médecin qui vous donnera les soins appropriés à vos douleurs.

Quand vous aurez choisi votre programme, écoutez votre corps : dès que vous vous sentez fatiguée, ne pratiquez pas d'exercice physique, reportez votre séance à plus tard. Bien que votre séance ne soit pas très longue, évitez de la faire juste après un repas trop lourd, attendez 2 heures environ. Aussi, ne faites pas d'activités physiques à jeun le matin. Faire des exercices physiques avec l'estomac vide fatigue et donne parfois des nausées.

Les programmes développés ne s'arrêtent pas exactement au dernier jour du mois, il s'agit juste d'un point de repère. Vous pourrez bien évidemment commencer ou arrêter un programme quand vous en ressentirez le besoin ou l'envie. Par exemple, vous pourrez arrêter le programme à la fin du 3e mois et commencer ensuite le 2e programme. Vous pouvez aussi faire uniquement le 3e programme parce que vous préférez des exercices doux. Mais vous ne pourrez pas faire le premier programme jusqu'au 8e mois puisque les exercices ne sont pas adaptés au volume et au poids de votre corps, ni à vos besoins. Aussi, selon votre état de forme et selon si vous êtes sportive ou non, choisissez un programme doux, ou plus long et plus tonique. Ne pensez pas que les programmes longs seront plus efficaces ou bien que vous ne ressentirez pas d'effets avec un programme doux. Les besoins et les capacités physiques d'une femme enceinte sont très variables durant les 9 mois. Bougez selon vos envies, renforcez et assouplissez votre corps dans le confort et avec plaisir.

| Les 3 programmes de gym prénatale | | |
|---|---|---|
| **Programme 1** Jusqu'au 4e mois de grossesse révolu | Programme doux, page 70 | |
| | Programme tonique, page 84 | |
| **Programme 2** Du 5e au 7e mois de grossesse révolu | Programme doux, page 110 | Ces programmes peuvent être réalisés dès le début de la grossesse si vous avez envie de douceur ou si vous n'aviez pas l'habitude de faire de la gym avant. |
| | Programme tonique, page 126 | |
| **Programme 3** À partir du 8e mois de grossesse | Programme très doux, page 154 | |
| | Programme doux, page 168 | |

| | |
|---|---|
| **Atelier de gymnastique postnatale** | Programme doux, page 196 |
| | Programme tonique, page 204 |
| **Et après... Atelier d'entretien corporel** | Atelier de gymnastique d'entretien corporel, page 222 |

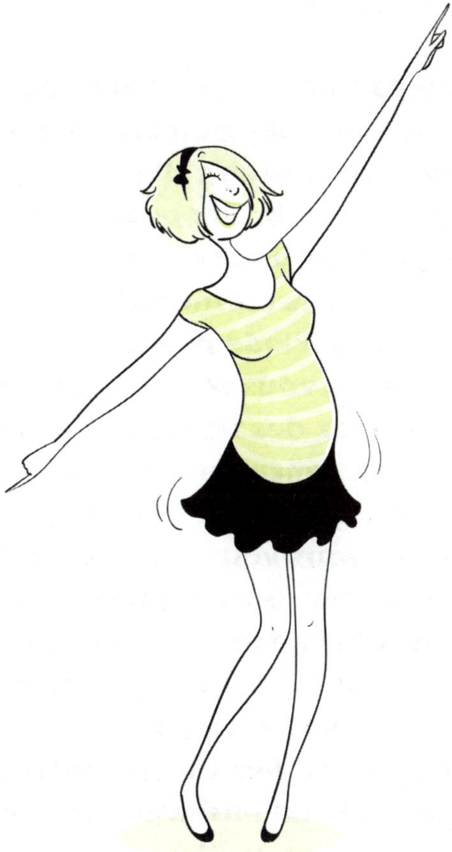

# Acte 2

## Atelier de gymnastique prénatale

### jusqu'au 4e mois de grossesse révolu

**Au niveau psychologique, l'annonce d'une grossesse nous plonge dans un monde magique empreint d'émotions, et marqué de nombreux questionnements et anxiétés. Il est donc essentiel de mieux comprendre les principales étapes de la période prénatale.**
**Excepté si vous vous sentez très fatiguée et que vous avez des nausées durant cette période, vous continuez de vivre comme avant. Votre grossesse n'est pas encore annoncée et vous vous demandez si vous continuez votre sport préféré ou si vous végétez jusqu'à la naissance de votre bébé. Votre grossesse est unique, écoutez votre corps.**
**Dans ce 1er atelier de gymnastique, vous trouverez un ensemble d'exercices de renforcement et d'assouplissement spécifiques. Des conseils et des astuces vous permettront d'aborder au mieux cette première grande étape mêlée de questions et de doutes.**
**Les programmes « doux » et « tonique » sont ajustables : vous pourrez faire plus ou moins de séries, les exercices sont doux et confortables, mais néanmoins complets et efficaces.**

## Les 3 craintes des femmes enceintes à l'idée de faire de la gymnastique

**1. « Je n'ai jamais fait de sport de ma vie, je ne vais pas y arriver ! »**

Rassurez-vous, le programme est conçu afin d'être fait facilement, exercez-vous aux postures de base à la respiration et au travail périnéal et vous ressentirez vite les bienfaits d'une meilleure posture et d'une respiration maîtrisée. Après l'échauffement, choisissez un programme court.

**2. « Je ne pourrai jamais faire de la gym, car je travaille et j'ai 2 enfants, mes journées sont chargées ! »**

De nombreuses femmes aujourd'hui sont « doublement » actives et en combinant 2 rôles ont du mal à trouver des temps pour elles.

Je vous propose de vous exercer à mieux vous tenir au travail. Quel que soit votre métier, il y a toujours une occasion d'améliorer sa posture debout ou assise, sinon de la changer (voir pages 39 à 45). Aussi, dans les transports en commun, dans la voiture ou en marchant, « corriger quelques détails » qui amélioreront soit la circulation, soit la détente musculaire, soit le renforcement.

**3. « Je ne travaille pas mais, après les tâches ménagères quotidiennes qui m'épuisent, je ne sais pas quels exercices me conviendraient le mieux, car je souffre du dos ! »**

Il est vrai qu'entretenir l'intérieur de sa maison est d'autant plus difficile si vous êtes enceinte. Un mal de dos vous empêche d'être mobile et vos postures ne sont pas confortables. Les exercices choisis dans le programme vous soulageront et renforceront les muscles profonds du dos et de la ceinture. Un dos mieux maintenu, plus fort et plus mobile, c'est ce dont vous avez besoin durant votre grossesse !

# Bien comprendre les changements

Un retard de règles confirmé, des nausées, des vomissements dès le matin, un test de grossesse positif (il est fiable à 99 %), ou un prélèvement sanguin qui vous confirme votre début de grossesse ! C'est le début d'une nouvelle aventure ! Vous vous sentez déjà mère ou sur un nuage troublant : une sensation profonde, un appel de l'intérieur vous dit que vous vous préparez, vous vous transformez déjà pour accueillir ce petit être qui va grandir à chaque seconde et s'apprête à bouleverser votre vie, dès aujourd'hui. En plus des hormones de gestation libérées, qui chamboulent tout votre organisme, tout se bouscule dans votre tête : les questions et les angoisses se mélangent aux élans de bonheur, aux envies de faire partager votre joie à votre entourage.

Mieux aborder et « gérer » sa grossesse passe par une meilleure compréhension des principaux bouleversements physiologiques et des autres désagréments, et également par une meilleure connaissance des bons réflexes à adopter, dès les premiers instants.

## Les bouleversements physiologiques positifs

Ces petits changements un peu étranges ne sont pas systématiques mais surviennent très souvent en début de grossesse.

- ***Envies alimentaires :*** ces fameuses fraises qu'on voudrait dévorer à 4 heures du matin, ou ces nouveaux goûts pour ces aliments qu'on a toujours repoussés auparavant (fromage, poisson...).
- ***Euphories :*** envie de profiter davantage des joies de la vie, de s'évader...
- ***Confiance en soi, état serein :*** plus grande attention de soi-même et envie de soins (alimentation équilibrée, massages, entretien physique...).

## Les désagréments dont « on » se passerait bien

Heureuses sont celles qui se sentent le corps « léger » et ne rencontrent pas de souci particulier, mais le quotidien est parfois « pesant » de petits maux.

- ***Grande fatigue générale et troubles du sommeil*** **:** besoins justifiés de repos, dont il faut se déculpabiliser, car le corps puise une énergie décuplée pour concevoir une nouvelle vie, mais également sommeils entrecoupés (mauvaise digestion, envie fréquente de boire, d'uriner, etc.), cauchemars pouvant être liés à une hypersensibilité ou à un état d'anxiété.
- ***Baisse du tonus musculaire*** **:** cela peut être une des conséquences de la grossesse, mais qui peut aussi être liée à un manque de sommeil ou à une alimentation non équilibrée.
- ***Écœurements, nausées, vomissements*** **:** gêne ou dégoût de certains parfums, même habituels (corporels, lessive), odeurs culinaires, fumée de cigarette, vue et absorption de certains aliments...
- ***Tension des seins*** **:** ils subissent quelques tensions qui se manifestent par un gonflement et un durcissement des glandes, voire parfois par une irritation du mamelon. C'est souvent un signe qui ne trompe pas au tout début de la grossesse. Ils prennent très rapidement une taille de plus, voire plus. L'hormone qui s'appelle la « prolactine » va permettre aux glandes mammaires de produire et de libérer le premier lait nourrissant de votre bébé : le colostrum, qu'il recevra dès la naissance. Il lui apportera des anticorps et lui permettra de lutter contre des allergies. Ce lait se transformera au bout de quelques jours en lait plus clair qui durera durant tout l'allaitement. À condition bien sûr que vous buviez assez d'eau, que vous évitiez la fatigue et que vos seins soient bien entretenus.
- ***Dyspepsie*** **:** digestion difficile et douloureuse.
- ***Essoufflement*** **:** accroissement progressif du volume sanguin, qui se répercute sur le rythme cardio-vasculaire.

## Les autres troubles

- *Problèmes digestifs* : reflux gastriques, digestion perturbée, liés notamment à une congestion de l'estomac pouvant résulter de mauvaises postures (dos courbé...) en début de digestion avec un estomac trop rempli. Cela provoque une remontée des sucs gastriques (nécessaires à la digestion) le long de l'œsophage et jusqu'à la gorge.
- *Constipation inhabituelle* : modification du fonctionnement du système intestinal, d'origine hormonale. Les hormones empêchent les contractions de l'utérus et rendent par conséquent l'estomac et les intestins « paresseux ».
- *Jambes lourdes* : problèmes d'œdèmes, problèmes lymphatiques et/ou circulatoires (de la crampe à la varice). Le système lymphatique est parallèle au système sanguin. La grossesse peut entraîner ou accentuer une perturbation du système lymphatique (parallèle au système sanguin, qui se compose d'éléments nutritifs), se traduisant par un gonflement des jambes. Parmi les perturbations, la quantité de lymphe dans le corps d'une femme enceinte peut augmenter d'environ 3 l. De plus, en raison de notre position debout, en appui sur nos 2 pieds, nous sommes confrontées quotidiennement aux méfaits de la pesanteur. Depuis les pieds, le reflux sanguin, moins actif en remontant vers l'aine et vers le cœur, stagne dans les chevilles, donne cette sensation très désagréable de jambes lourdes et inactives, ou provoque des œdèmes. Un mauvais ancrage dans le sol se traduit par une mauvaise circulation sanguine, pouvant faire apparaître des varices.
- *Hémorroïdes* : gonflement et extériorisation d'une ou plusieurs veines au niveau de l'anus. Beaucoup de femmes enceintes en souffrent, du fait d'un problème de constipation. La constipation contraint une poussée excessive au moment des selles, entraînant une compression du fond du bassin et la poussée des vaisseaux, créant alors des hémorroïdes internes et/ou externes. Cette poussée accélère également la descente d'organes et l'étirement du périnée.

- *Congestion pelvienne* : envies très fréquentes d'uriner, liées à l'alourdissement et au volume accru du sac utérin, qui pèse sur le fond du bassin et écrase la vessie, qui, à moitié remplie, donne déjà des signaux d'urgence. Ces envies régulières sont très fréquentes durant le 1er trimestre de la grossesse et s'atténuent ensuite.
- *Hypersensibilité* : état coléreux, réactions excessives, sensibilité accrue à l'entourage familial, social ou professionnel, liés à des bouleversements hormonaux. Cet état d'hypersensibilité, qui peut s'installer progressivement jusqu'à la naissance ou être seulement passager, est normal.

## Les bons réflexes

La première chose à faire est de prendre rendez-vous avec votre gynécologue pour votre 1re consultation. Posez-lui toutes les questions qui vous paraissent importantes ! Autres bons réflexes à adopter sans attendre :

- **Notez les médicaments que vous prenez** en ce moment ou ceux que vous avez pris ces derniers mois. Votre médecin le notera dans votre dossier ainsi que votre passé médical et celui de votre famille.
- **Limitez votre consommation de thé, de café et de sodas.**
- **Arrêtez toute absorption d'alcool** dès l'annonce de votre grossesse. Des centres spécialisés peuvent vous venir en aide si vous avez du mal à vous sevrer seule.
- **Arrêtez de fumer** ou faites-vous aider par votre médecin le plus tôt possible pour arrêter de fumer. Des centres spécialisés sont à votre écoute et vous proposent plusieurs solutions d'accompagnement. Votre compagnon fumeur pourra fumer dehors afin de ne pas vous incommoder, vous et votre bébé. Il en profitera peut-être pour arrêter de fumer lui aussi... Aussi, fuyez les lieux enfumés qui nuiraient à votre santé.

- **Stoppez toute consommation de drogues** douces et dures. Consultez sans attendre des centres spécialisés.
- **Protégez-vous du soleil :** il risquerait de vous maquiller du « masque de grossesse ». Ce sont des taches brunes tenaces très visibles. De plus, si c'est l'été et qu'il fait très chaud, vous risqueriez d'avoir les jambes gonflées et lourdes. Les vaisseaux sanguins de vos jambes ne seraient pas non plus épargnés par leur dilatation. Pour votre bébé, la lumière intense du soleil est également déconseillée : c'est à partir du 5e mois que votre bébé capte et fait la différence entre le sombre et la lumière. Ses yeux et sa vue immatures sont très fragiles. Il est d'ailleurs très dangereux pour lui que vous vous exposiez sous des lampes UV pour avoir un corps hâlé.
- **Changez votre mode de vie si celui-ci peut vous faire prendre des risques,** à savoir : évitez les sports trop dynamiques où vous pourriez chuter et ceux où votre utérus serait secoué (karaté, judo, deltaplane, escalade, VTT, équitation, jogging... et bien d'autres encore). Conduisez prudemment, évitez de grimper sur des escabeaux pour bricoler, ne portez pas de charges lourdes, ne déplacez pas de gros meubles. Votre utérus, en pleine évolution, reste fragile, surtout les 1ers mois de votre grossesse, alors pas de secousses !
- **Si vous n'êtes pas immunisée contre la toxoplasmose,** obtenez auprès de votre médecin une liste de précautions à prendre lors de la préparation de vos repas et pour avoir une hygiène parfaite, de même contre la listériose, le cytomégalovirus et les infections urinaires et génitales.

## À prendre en considération

- **Renseignez-vous sur les hôpitaux et les cliniques**, repérez celles proches de chez vous, sélectionnez-les selon vos exigences (centre néonatal, allaitement assisté, etc.). Si votre gynécologue est obstétricien, il vous guidera vers l'hôpital ou la maternité dans laquelle il intervient.
- **Consultez un dentiste** pour faire un bilan de votre dentition et détecter les caries. Soignez votre hygiène dentaire tous les jours en vous brossant les dents après chaque repas.
- **Si habituellement vous souffrez d'œdèmes dus à un dysfonctionnement du système lymphatique, signalez-le à votre médecin** et surveillez à partir du 5e mois votre tension, en allant régulièrement la prendre à la pharmacie (c'est gratuit). En période d'été, surveillez le gonflement des pieds et des mains. En fin de grossesse, ces désagréments peuvent s'aggraver (voir les dernières semaines).
- **Si vous souffrez de myopie, prévenez votre gynécologue :** une naissance par voies naturelles peut aggraver votre problème, à cause de l'apnée lors de la poussée. Dans certains cas, une césarienne est prévue.
- **Si vous travaillez, pensez déjà à la séparation avec votre bébé en choisissant votre mode de garde.** Consultez votre mairie pour les crèches et les garderies en tout genre. Si vous habitez dans une grande ville, commencez déjà vos recherches, car les places manquent !

Enfin, sachez que vous êtes prioritaire dans diverses situations (administrations publiques, dans les transports publics, les musées, les supermarchés, etc.), alors profitez-en !

# Objectifs à atteindre

Votre objectif est de travailler la posture et le maintien périnéal et abdominal !

Les objectifs sont importants, car avant de voir la frimousse de votre bébé, votre corps va être chamboulé ! Avant de tonifier tout le corps, il faut solliciter la musculature profonde.

Votre centre de gravité va se déplacer progressivement vers l'avant. Pour ne pas voir votre corps pencher vers l'avant au risque de tomber, vous allez redresser votre dos mais en « creusant les reins », autrement dit, vous allez accentuer le creux lombaire. Cette posture inesthétique et de surcroît inconfortable poussera votre ventre vers le bas tout en l'alourdissant. Tout ce déséquilibre corporel aura aussi pour conséquence l'affaiblissement de votre périnée.

**En résumé, il faudra durant cette période :**

- *Redresser le dos* en le renforçant et en l'assouplissant.
- *Gainer le centre abdominal* en utilisant les bons abdos de maintien.
- *Tonifier le périnée* et utiliser la respiration convenablement afin d'obtenir de bons résultats.
- *Se libérer des tensions musculaires* en s'assouplissant et en adoptant de bonnes postures.

# Conseils et astuces

## Circulation sanguine

Le choix des chaussures est important : favorisant un bon ancrage dans le sol, elles peuvent donc activer la circulation sanguine. On peut choisir de bonnes baskets avec des amortis, ou des semelles orthopédiques adaptées à une meilleure circulation de retour. Il existe des semelles inclinées dont le talon est positionné plus bas que les orteils. À chacune son style de chaussures et ses appuis plantaires, alternez tout de même les semelles plates avec des talons hauts, en fonction des situations. Des chaussures à petits talons sont plus conseillées pour faire du shopping, et une paire de baskets pour faire de la marche. La forme des chaussures modifie davantage les courbures corporelles, déjà perturbées par la grossesse. Préférez une paire de chaussures de qualité et confortable à des chaussures à la mode mais inadaptées.

Durant votre journée de travail, si vous êtes en station debout prolongée, activez la circulation sanguine en activant le travail musculaire des mollets. En étant debout, décollez les 2 talons du sol pour vous grandir et reposez-les, et répétez cet exercice 2 minutes plusieurs fois par jour. Assise au bureau, prenez des pauses et surélevez vos jambes sur un meuble ou sur un canapé durant 5 minutes, et/ou marchez 2 minutes. En montant les escaliers, marchez sur la pointe des pieds. Les bains froids des pieds ou le jet d'eau glacée en remontant de la cheville jusqu'à l'aine procurent également une sensation immédiate de jambes légères. À l'inverse, évitez l'exposition prolongée au soleil, les bains chauds, hammams et saunas.

Évitez également les vêtements qui compriment : chaussettes et bottes trop serrées, pantalon trop moulant, et taille trop ceinturée. En outre, l'absorption d'eau en quantité suffisante (au minimum 2 l de liquide par jour) est bénéfique pour la circulation en général. Certains aliments ont des vertus vasoconstrictrices : chaque artère, vaisseau, capillaire et veine est doté de petits muscles circulatoires qui en se contractant vont réduire le diamètre des artères, vaisseaux, capillaires et veines (= vasoconstriction) ou, en se dilatant, vont l'agrandir (= vasodilatation). La vasoconstriction augmente la pression sanguine et permet ainsi de mieux véhiculer le sang. La consommation d'ail en particulier favorise cette vasoconstriction.

## Hémorroïdes

Si vous êtes habituellement confrontée à ce type de problèmes circulatoires, il vous faut surveiller votre alimentation dès le début de votre grossesse (pas d'alcool ni d'épices, privilégiez plutôt les fibres et buvez abondamment pour hydrater les selles), car à partir du 2e trimestre, le poids de l'utérus compresse le petit bassin (fond du bassin) et aggrave le problème des hémorroïdes.

**Quelques conseils complémentaires :**

- Prendre le temps d'aller à la selle et contracter le transverse abdominal (rentrer le ventre) en expirant. Ne jamais forcer l'expulsion mais patienter pour un meilleur relâchement des sphincters.
- Vous faire prescrire par votre médecin des suppositoires à la glycérine et des crèmes localisées calmantes.
- Lors de fortes douleurs, procéder à des bains de glace (s'asseoir 10 à 20 minutes sur un sac en plastique rempli de glace et enveloppé d'une serviette de bain).
- Lors des fortes crises, éviter les sports tels que le tennis, la gymnastique intensive, le jogging... qui entraînent souvent des blocages/apnées respiratoires à l'origine d'hyperpressions du fond du petit bassin. Une gymnastique spécifique (telle que celle proposée dans le cadre du programme) sera mieux adaptée pour votre état et votre bébé.
- Éviter le port de string, qui compresse les hémorroïdes externes.

## Circulation lymphatique

Un drainage lymphatique spécifique par un médecin ou un kinésithérapeute peut permettre d'amoindrir les gênes liées à une mauvaise circulation (jambes lourdes, etc.). Les crèmes magiques sont à bannir ! Si vous êtes amenée à vous déplacer dans le cadre professionnel, notamment en avion, demandez conseil à votre pharmacien ou à votre médecin sur le port de certains collants de contention, qui activeront cette circulation.

## Envie d'uriner

Pour limiter les envies fréquentes d'uriner et les déplacements, surtout nocturnes, vous pensez peut-être que moins boire ou arrêter d'absorber trop de liquides vous empêchera de vous lever pendant la nuit. Erreur ! Vos reins fonctionnent jour et nuit et auront besoin de filtrer les liquides. Votre utérus, qui augmente progressivement, va presser de plus en plus sur la vessie. Néanmoins vous pouvez limiter les thés, tisanes et autres boissons après 17 heures, vous ne vous réveillerez alors peut-être qu'une seule fois dans la nuit ! Clin d'œil : se lever souvent est déjà un entraînement, votre corps vous prépare à de longues futures nuits « hâchées » lorsque bébé sera là !

# Programme doux

**30 à 45 minutes**

Vous avez l'autorisation médicale de pratiquer de la gymnastique, mais vous ne disposez pas d'assez de temps dans la journée et/ou vous n'êtes pas habituée à des exercices de gym ? Commencez par ce programme doux et faites une seule série par exercice (20 à 30 minutes). Vous augmenterez progressivement au fil des séances.

Concernant le renforcement de la gaine abdominale, il ne s'agit pas de réduire la taille ni de croire que plus la ceinture abdominale est resserrée avant, plus belle et fine elle sera après la naissance de votre bébé.

Durant l'expiration, votre ventre doit se rentrer naturellement en se contractant progressivement, sans brutalité. Votre ventre reste souple et tonique à la fois.

## Échauffement

**environ 5 minutes**

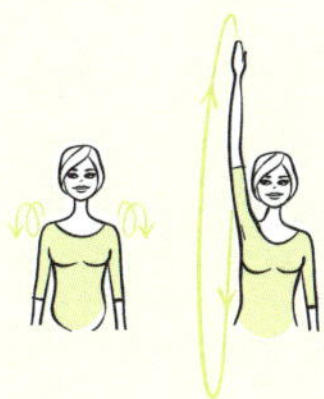

page 72

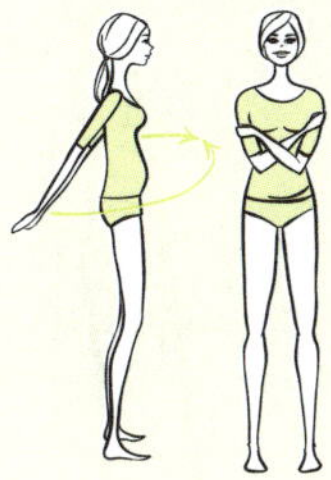

page 73

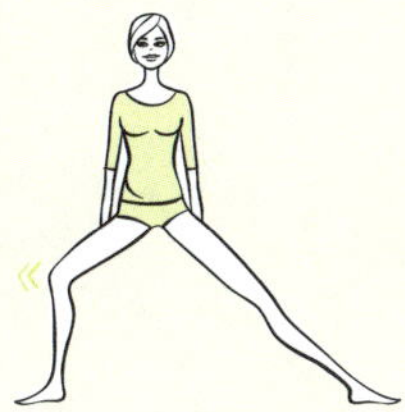

page 74

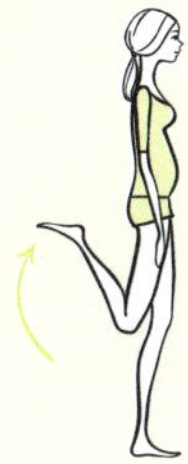

page 75

## Renforcement et assouplissement

**25 à 45 minutes**

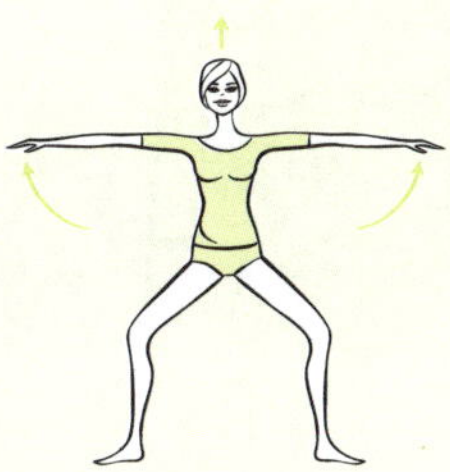

page 76

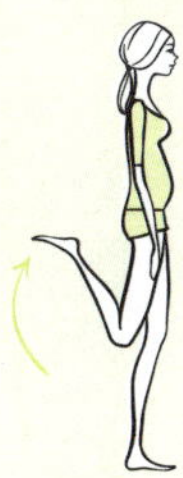

page 77

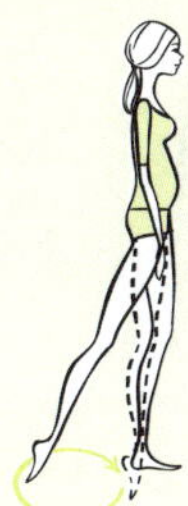

page 78

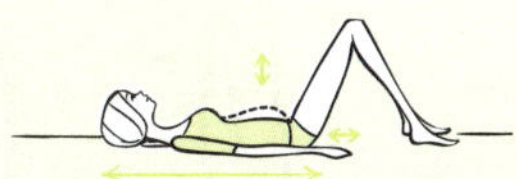

page 79

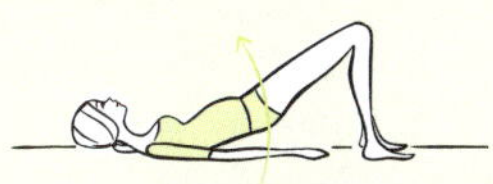

page 80

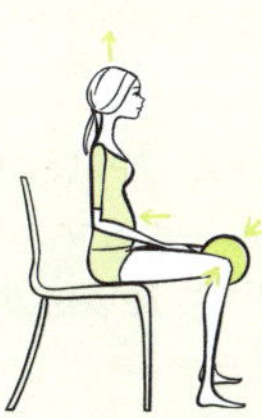

page 81

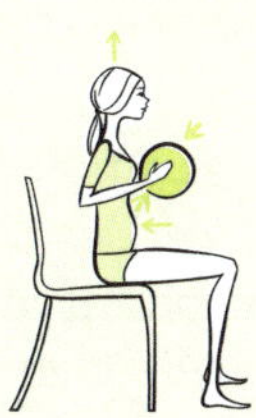

page 82

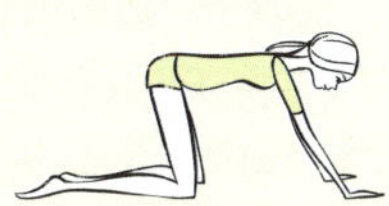

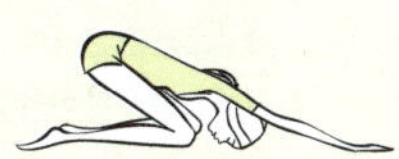

page 83

## Échauffement (confortable, souple, fluide)

### *Exercice 1* → épaules-bras

**2 minutes** **20 répétitions**

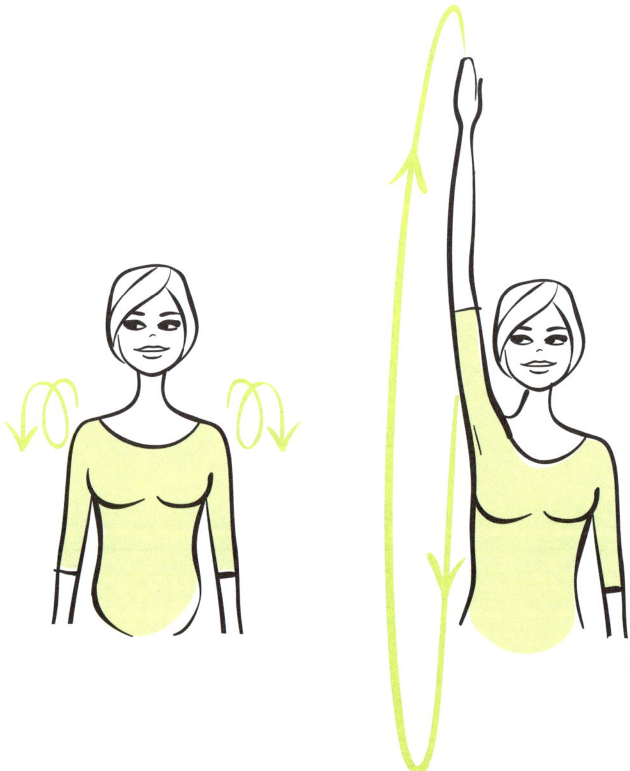

- Posture debout (rappel du placement du corps, postures et respiration, pages 39 à 45).
- Effectuez avec les épaules uniquement (les bras restent en bas et relâchés) 10 petits cercles très lents dans un sens puis 10 dans l'autre tout en respirant amplement. Puis, levez votre bras droit et décrivez un cercle vers le haut et vers l'arrière en suivant votre main du regard. Alternez avec l'autre bras. Répétez 10 fois pour chaque côté.

## Exercice 2 → **dos et poitrine**

**2 minutes** **20 répétitions**

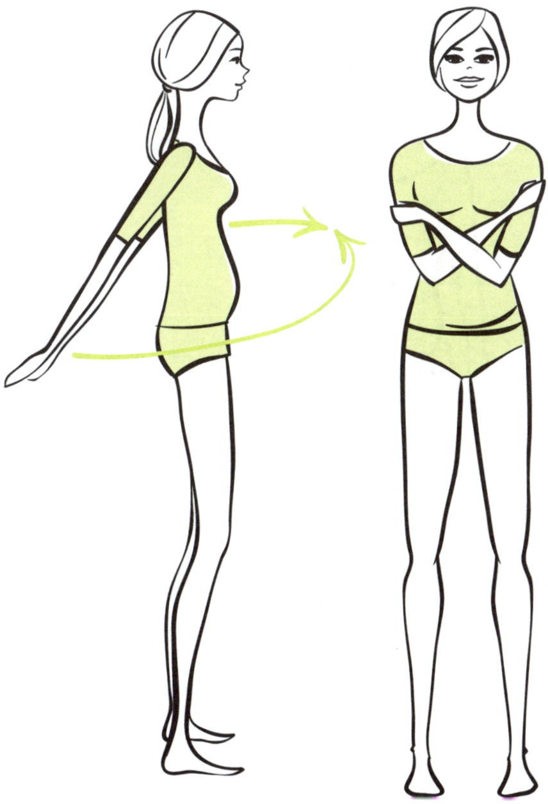

- Posture debout.
- Durant l'inspir', ouvrez vos 2 bras légèrement fléchis vers l'arrière, en gardant les épaules basses, et ramenez les bras vers l'avant en expirant comme si vous vous enlaciez vous-même. Ne bougez que la cage thoracique et les bras. 10 fois.

## *Exercice* 3 → coordination et fluidité

**2 minutes** **10 répétitions de chaque côté**

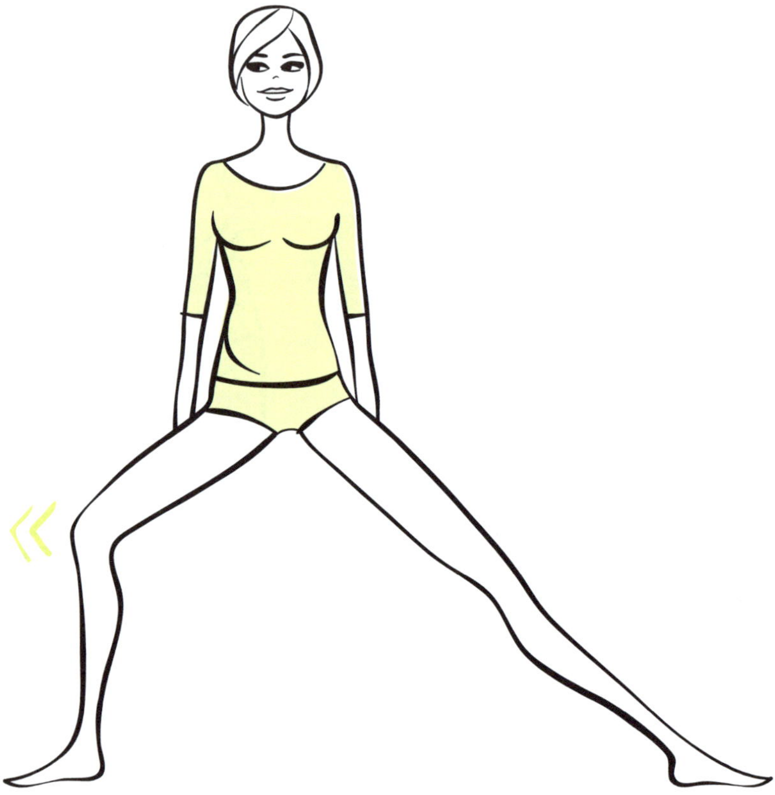

- Posture debout, pieds très espacés, pointes ouvertes.
- Tout en respirant de façon régulière, pliez le genou droit et gardez la jambe gauche tendue puis redressez et recommencez le même exercice avec l'autre jambe. Travaillez de façon confortable et décontractée, respirez de façon régulière et gardez le ventre souple. 10 répétitions d'un côté et 10 de l'autre.

## *Exercice 4* → **talons-fesses**

**3 minutes** **10 répétitions**

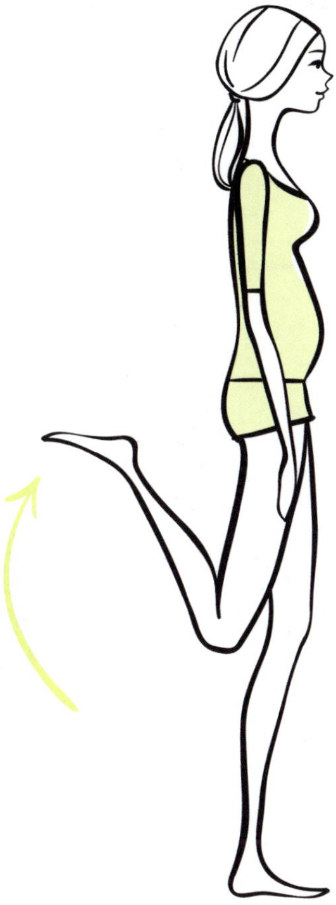

- Posture debout, le dos droit.
- Sans laisser le bas du dos cambré, pliez le genou comme si vous vouliez toucher votre fesse avec le genou. 10 à 20 flexions en alternant la jambe droite et la jambe gauche.

## Renforcement et assouplissement

### *Exercice 1* → cuisses toniques

**2 minutes** **2 à 3 séries de 10 répétitions**

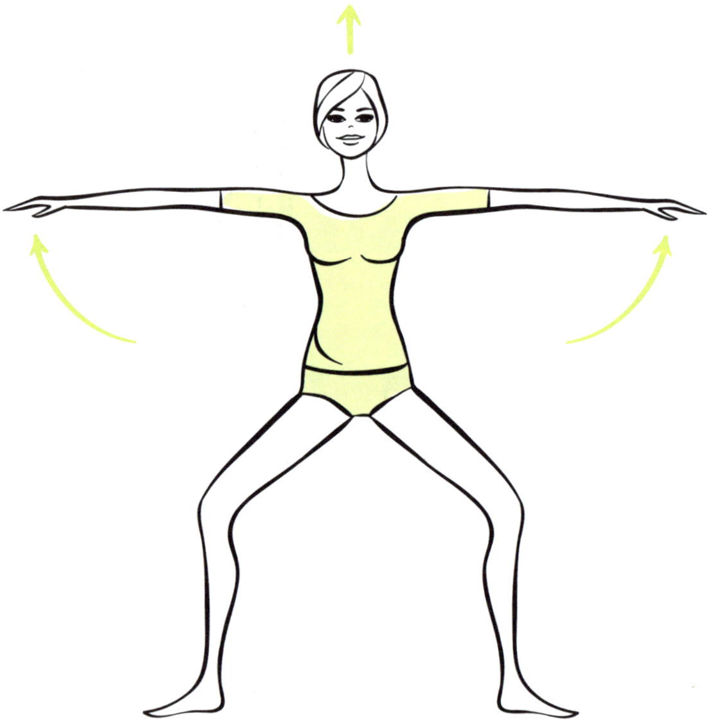

- Debout, les pieds légèrement ouverts et espacés l'un de l'autre d'environ 50 cm, le dos est redressé.
- Faites 10 flexions de jambes de façon fluide tout en levant les bras, les épaules basses. Le bassin a tendance à aller vers l'arrière mais sans exagérer la cambrure. Telle une danseuse à sa barre, vous gardez le dos redressé mais confortable. La respiration est fluide.

## Exercice 2 → talons-fesses

**1 minute** **2 séries de 10 répétitions**

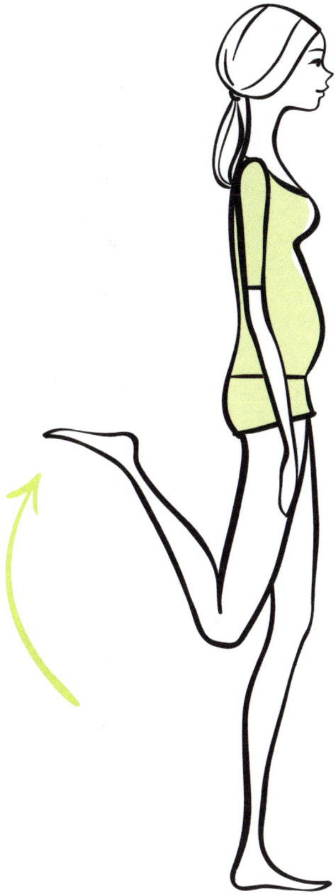

- Posture debout.
- En alternant le pied droit et le pied gauche pour 2 séries de 10 répétitions, pliez le genou en rapprochant le talon de la fesse sans forcer.

## *Exercice* 3 → fessiers béton

**2 minutes** **5 à 10 séries de 4 cercles pour chaque jambe**

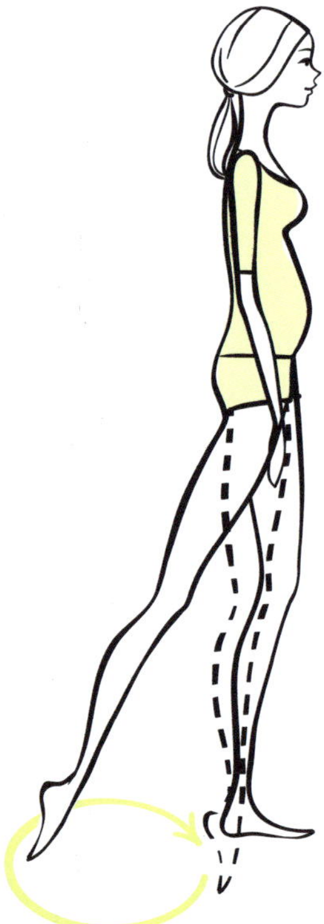

- Posture debout.
- Le dos droit, les bras sur les côtés pour l'équilibre. Avec la jambe droite tendue, effectuez des petits cercles en commençant par l'extérieur et sans laisser cambrer le dos.
- ***Astuce :*** imaginez que vous tracez un cercle au sol avec la pointe du pied, cela vous évitera de relever la hanche et vous garantira le bassin fixe. 4 cercles en allant de l'extérieur vers l'arrière et revenez pieds joints. 4 cercles avec l'autre pied. Les jambes sont tendues et la respiration fluide.

## Exercice 4 → périnée, ceinture et dos

**1 minute** **1 à 2 séries de 10 répétitions**

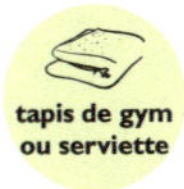


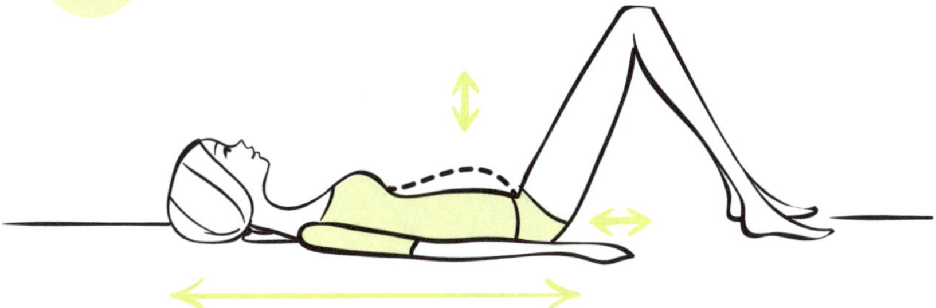

- Posture allongée sur le dos (voir placement du corps page 44).
- Avant de commencer l'exercice, étirez votre nuque (le menton légèrement rentré), les bras le long du corps. Relevez le bassin et le dos avec douceur une seule fois et reposez le dos, vertèbre après vertèbre. Veillez à ce que le bas de votre dos ne soit pas écrasé sur le tapis. Gardez toujours à l'esprit que vous puissiez glisser une feuille de papier entre le bas du dos et le sol.
- Sentez que votre ventre se rentre naturellement. Ne modifiez pas la position de vos lombaires dans l'inspir' et l'expir'. Relâchez les contractions dans l'inspir'. Recommencez cet exercice 10 à 20 fois. Vous pouvez aussi observer un temps de repos entre chaque répétition (une inspir' et une expir').

## Exercice 5 → fessiers raffermis et dos souple

**2 minutes** **2 à 3 séries de 10 répétitions**

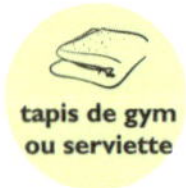


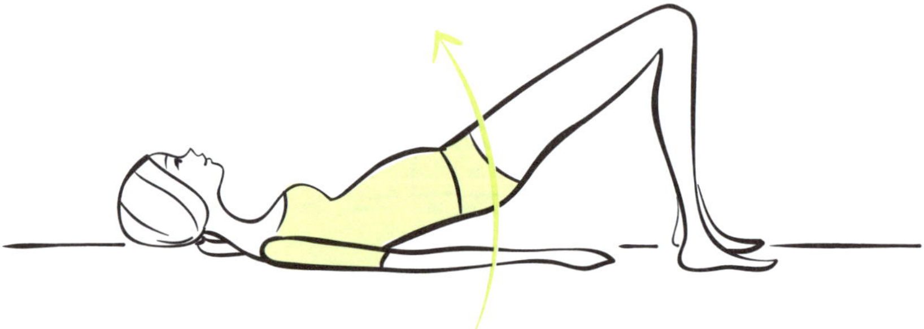

- Posture allongée sur le dos.
- Tout en gardant les pieds parallèles (à environ 30 cm du bassin), contractez vos fessiers en remontant le bassin et en décollant la moitié du dos, les omoplates restent au sol. Respirez de façon régulière. Imaginez que vous écrasez fort des balles molles avec vos talons. Redescendez lentement le milieu puis le bas du dos ainsi que le bassin. Puis recommencez jusqu'à 10 répétitions lentement. Vous pouvez aussi appuyer sur l'ensemble des pieds, vous ressentirez les ischiojambiers (l'arrière des cuisses) se contracter, le périnée reste toujours détendu.
- **Attention :** si vous souffrez du bas du dos, cet exercice est à éviter.

## *Exercice 6* → travail complet : posture, transverse, périnée, adducteurs

**1 minute** **10 à 15 répétitions**

chaise

ballon

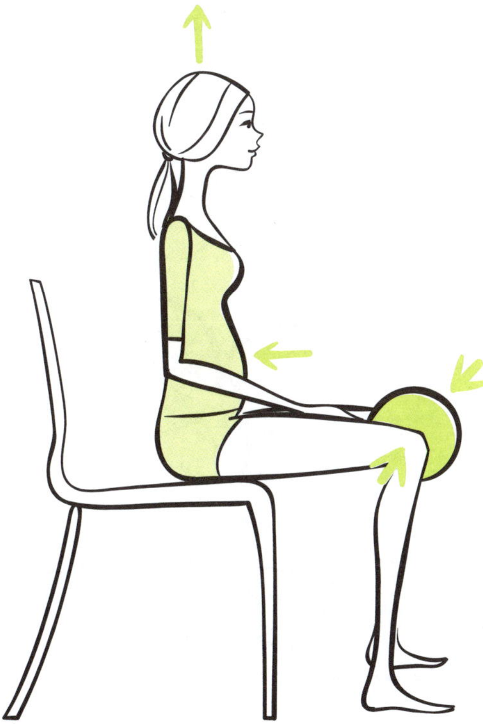

- Posture assise (voir placement du corps pages 42-43).
- Avant de commencer cet exercice, assurez-vous de placer correctement votre dos et vos pieds. Tout en gardant la posture hyper-corrigée (droite), expirez en resserrant le périnée, le ventre se resserre naturellement dans le souffle. En même temps, vous resserrez le ballon ou le coussin (2 secondes). À l'inspir', relâchez les contractions sans affaisser le dos. 10 à 15 répétitions lentes et maîtrisées.

## *Exercice 7* → travail complet : épaules, poitrine, bras, dos, transverse et périnée

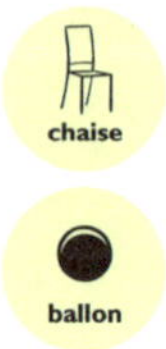


**1 minute** **10 à 15 séries de 20 répétitions**

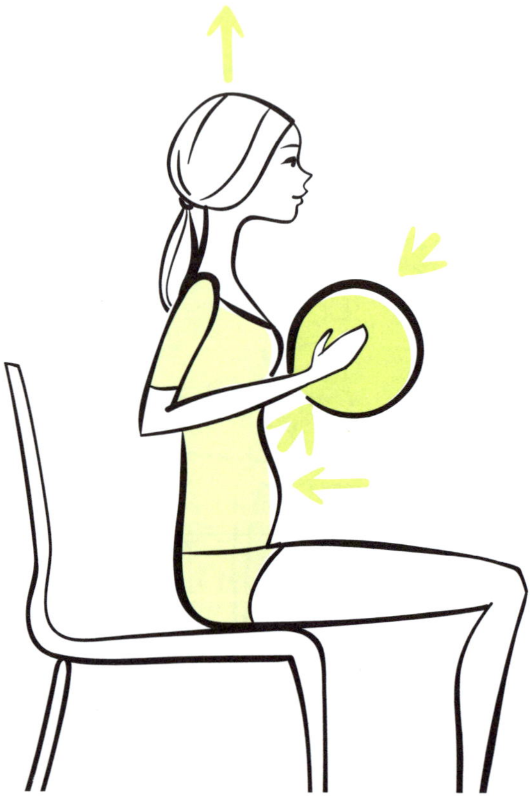

- Tout en gardant la colonne vertébrale droite et étirée vers le haut et les épaules basses, expirez en resserrant le périnée et la ceinture progressivement. En même temps, pressez avec les 2 mains (face à la poitrine, les coudes fléchis) le ballon ou le coussin. Puis relâchez les contractions en inspirant sans laisser la colonne vertébrale s'affaisser. 10 à 15 répétitions.

## *Exercice 8* → retour au calme : stretching du dos

**1 à 2 minutes**

tapis de gym
ou serviette

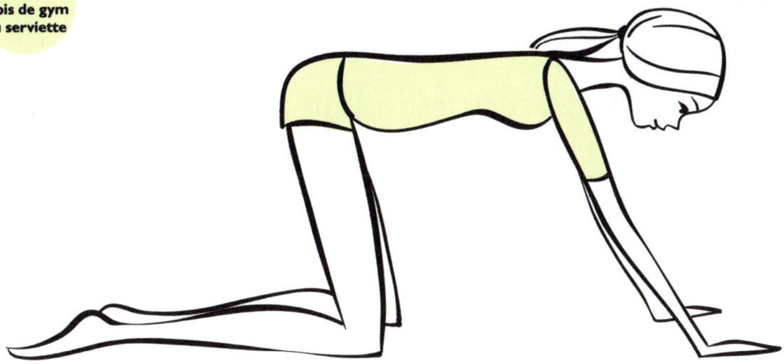

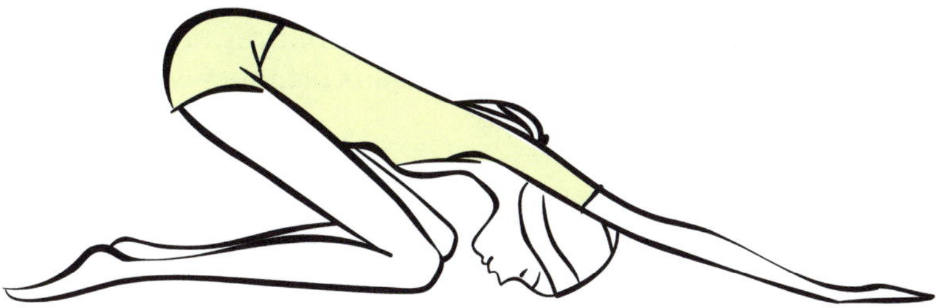

- À 4 pattes sur le sol, les genoux écartés de la largeur du bassin pour laisser de la place au ventre.
- Poussez le bassin vers l'arrière, les mains en avant. Faites en sorte que les mains soient suffisamment éloignées pour que les fesses ne touchent pas les talons. Elles restent au-dessus des mollets.
- Fixez vos mains au sol puis expirez et repoussez les fessiers vers l'arrière et vers le haut. Trouvez une position confortable pour vos bras (coudes au sol ou décollés). 1 à 2 minutes avec une respiration calme, les yeux fermés. Accueillez les sensations dans le dos et dans les bras, que vous étirez avec douceur.

# Programme tonique

**35 à 50 minutes**

Si vous avez l'autorisation médicale de pratiquer de la gymnastique, que vous pratiquiez déjà avant votre grossesse des exercices de gym et voulez un cours plus long, faites ce programme tonique d'environ 45 minutes.

Concernant le renforcement de la gaine abdominale, il ne s'agit pas de réduire la taille ni de croire que plus la ceinture abdominale est resserrée avant, plus belle et fine elle sera après la naissance de votre bébé.

Durant l'expiration, votre ventre doit se rentrer naturellement en se contractant progressivement, sans brutalité. Votre ventre reste souple et tonique à la fois.

# Échauffement

**environ 5 minutes**

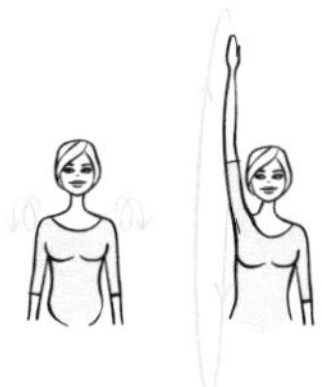

page 86

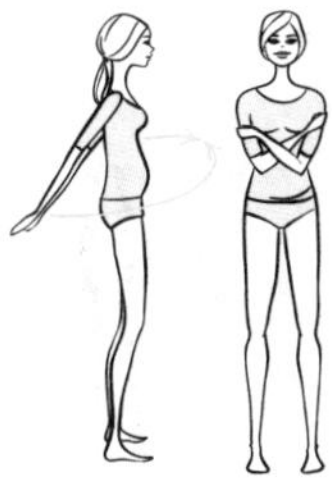

page 87

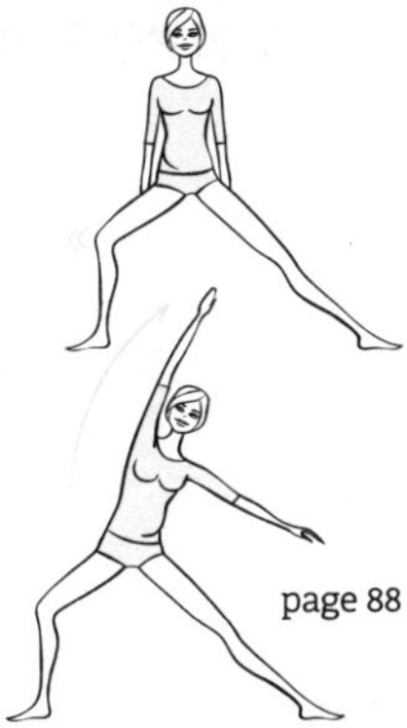

page 88

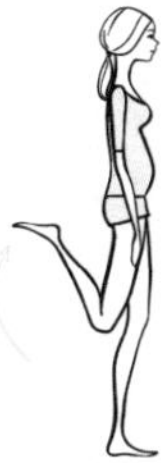

page 89

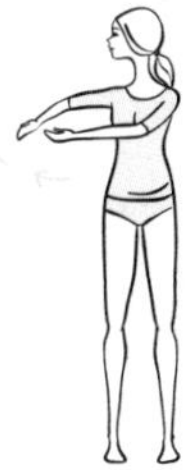

page 90

# Renforcement et assouplissement

**30 à 45 minutes**

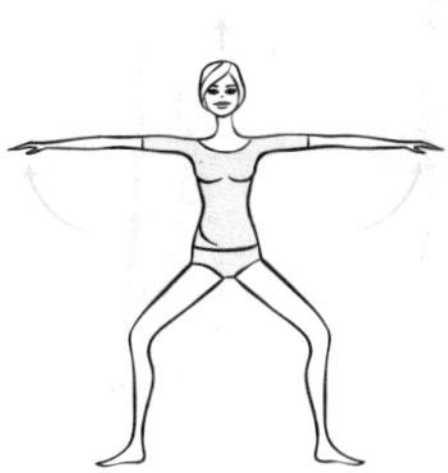

page 91

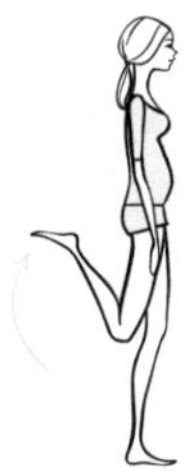

page 92

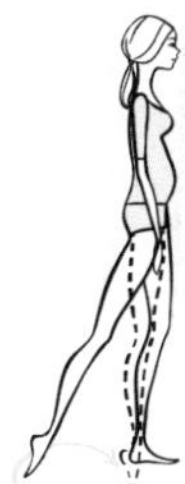

page 93

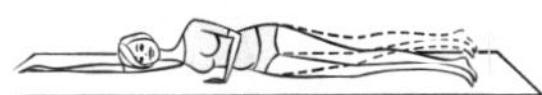

page 94

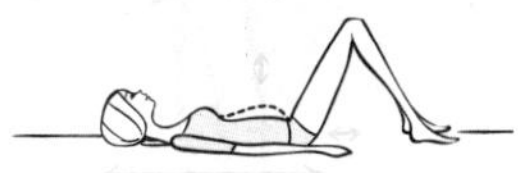

page 95

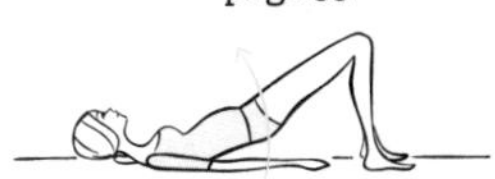

page 96

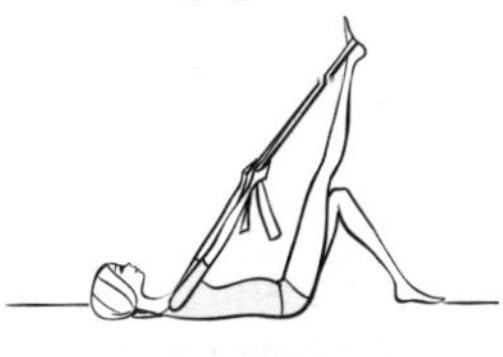

page 97

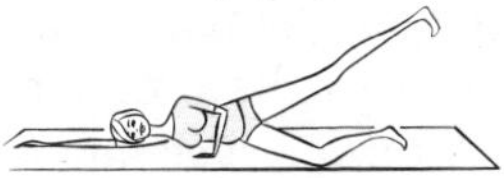

page 98

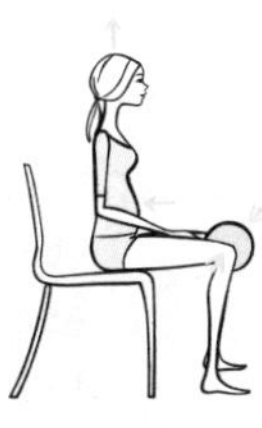

page 99

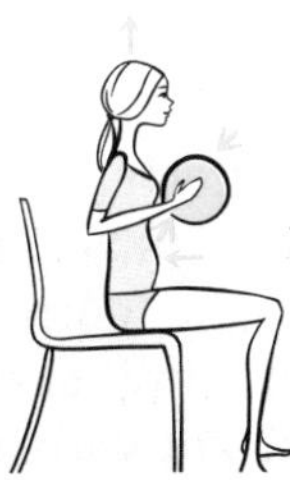

page 100

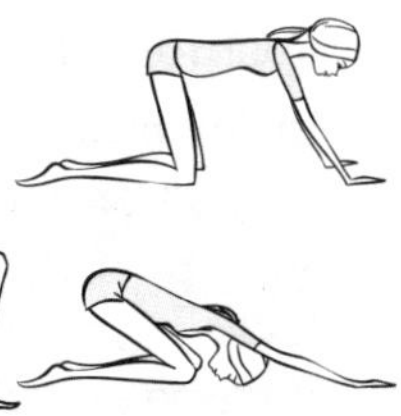

page 101

## Échauffement (confortable, souple, fluide)

### Exercice 1 → épaules-bras

**2 minutes** **20 répétitions**

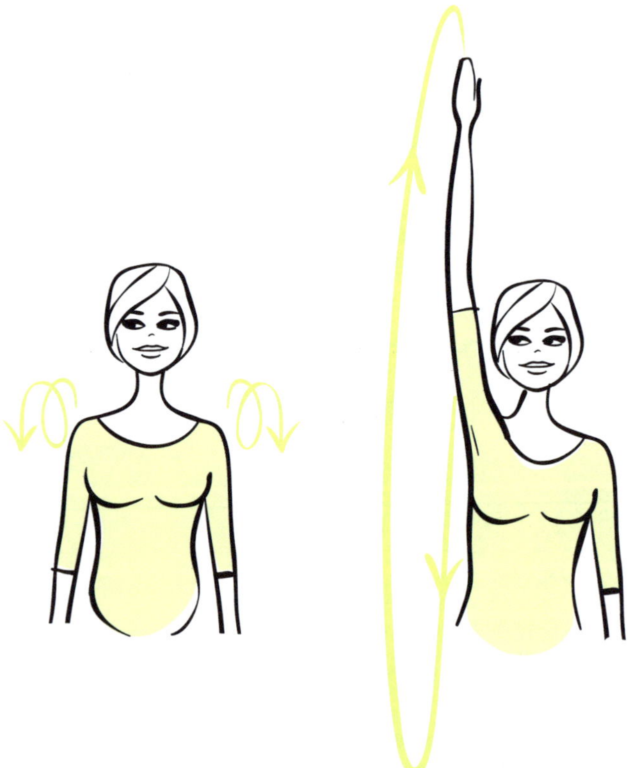

- Posture debout (voir  pages 39 à 42).
- En inspirant, effectuez avec les épaules uniquement (les bras restent en bas et relâchés) 10 petits cercles très lents dans un sens puis 10 dans l'autre tout en respirant amplement. Puis, levez votre bras droit et décrivez un cercle vers le haut et vers l'arrière en suivant votre main du regard. Alternez avec l'autre bras. Répétez 10 fois pour chaque côté.

## *Exercice 2* → **dos et poitrine**

**2 minutes** **10 répétitions**

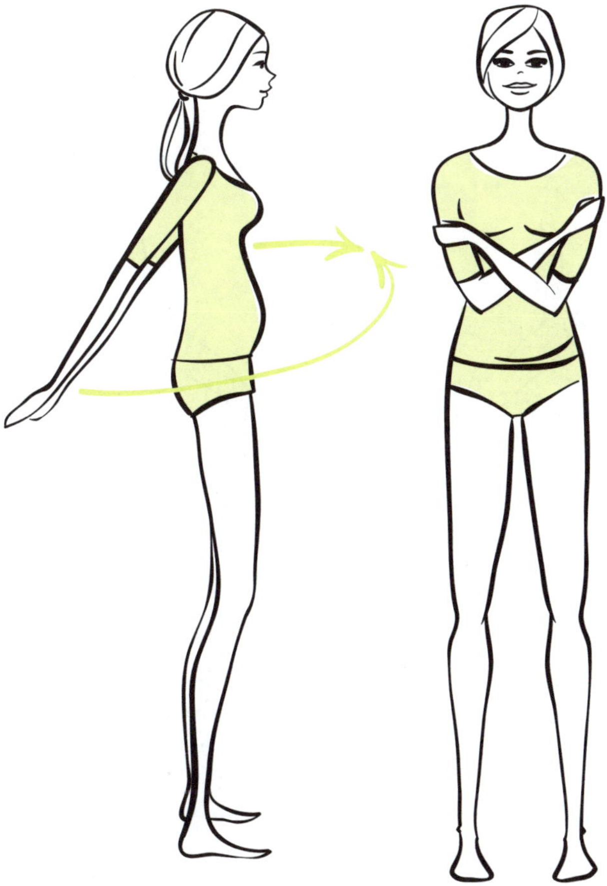

- Posture debout.
- Durant l'inspir', ouvrez vos 2 bras légèrement fléchis vers l'arrière, en gardant les épaules basses, et ramenez les bras vers l'avant en expirant comme si vous vous enlaciez vous-même. Ne bougez que la cage thoracique et les bras. 10 fois.

## Exercice 3 → coordination et fluidité

**2 minutes** **10 répétitions de chaque côté**

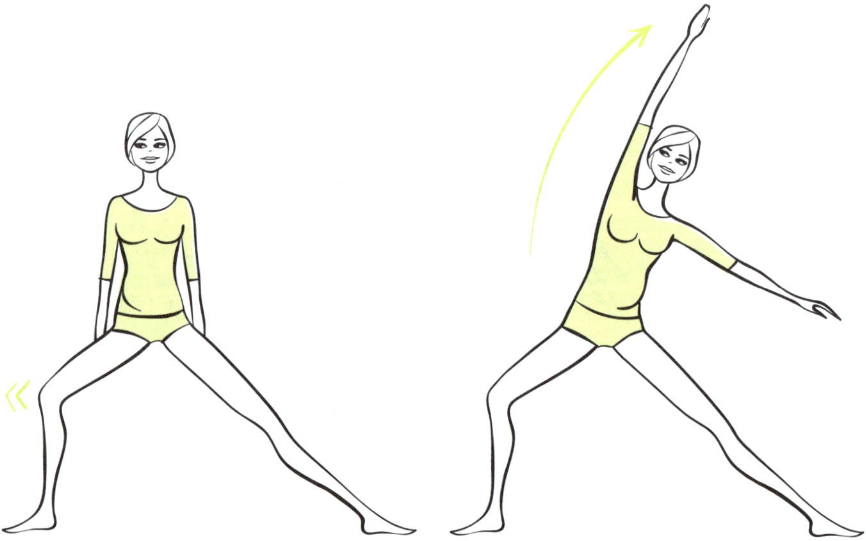

- Posture debout, pieds très espacés, pointes ouvertes.
- Tout en respirant de façon régulière, pliez le genou droit et gardez la jambe gauche tendue puis redressez et recommencez le même exercice avec l'autre jambe. Travaillez de façon confortable et décontractée, respirez de façon régulière et gardez le ventre souple. 10 répétitions d'un côté et 10 de l'autre.
- Complétez l'exercice avec les bras : lorsque vous pliez le genou droit, vous levez le bras droit qui se tend verticalement. Naturellement, en montant votre bras vers le haut, votre buste va s'incliner légèrement du côté gauche.
- **Attention :** ne penchez pas volontairement le buste, au risque d'abîmer vos disques intervertébraux.

## *Exercice 4* → **talons-fesses**

**1 minute** **2 séries de 10 répétitions**

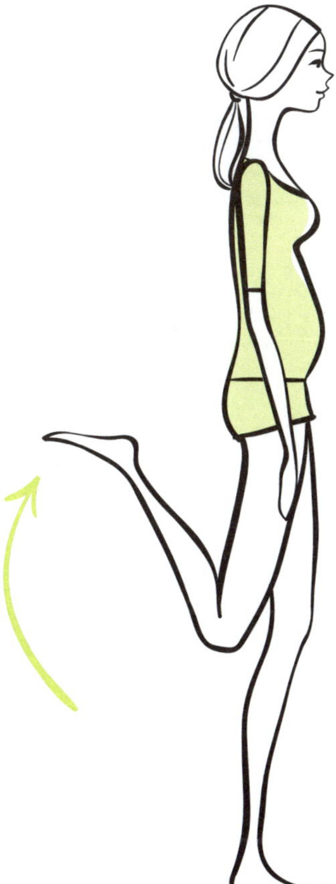

- Posture debout.
- En alternant le pied droit et le pied gauche pour 2 séries de 10 répétitions, pliez le genou en rapprochant le talon de la fesse sans forcer.

## *Exercice* 5 → rotations douces

**2 minutes** **10 répétitions de chaque côté**

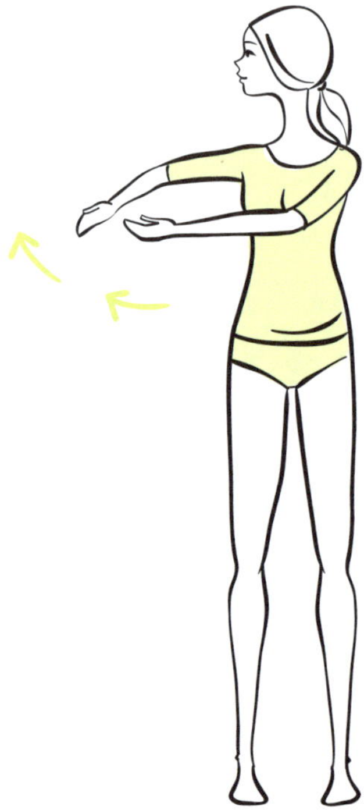

- Posture debout, les pieds écartés de la largeur des épaules, les bras ouverts en demi-cercle.
- Faites un mouvement de balancier avec tout votre corps. Allez vers la droite en regardant vos bras ouverts comme si vous teniez un gros ballon léger. Le poids de votre corps est plutôt sur le pied droit. Changez de côté en allant à gauche et en transférant le poids du corps sur le pied gauche.. Bougez lentement de façon fluide. 10 balancés de chaque côté en respirant de façon régulière et en gardant le ventre souple.
- ***Attention :*** c'est un travail lent et fluide sans à-coups.

## Renforcement et assouplissement

### *Exercice 1* → cuisses toniques

**2 minutes** **2 à 3 séries de 10 répétitions**

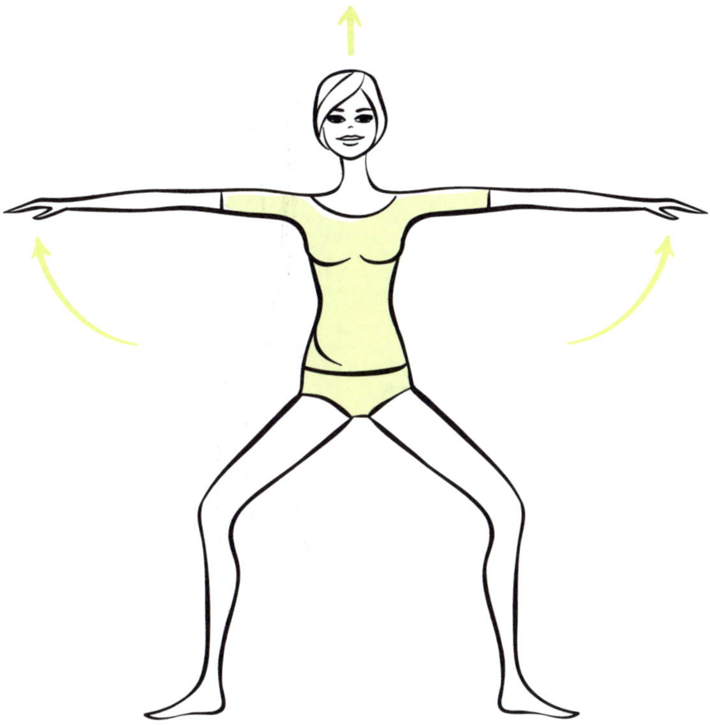

- Debout, les pieds légèrement ouverts et espacés l'un de l'autre d'environ 50 cm, le dos est redressé.
- Faites 10 flexions de jambes de façon fluide tout en levant les bras, les épaules basses. Le bassin a tendance à aller vers l'arrière mais sans exagérer la cambrure. Telle une danseuse à sa barre, vous gardez le dos redressé mais confortable. La respiration est fluide.

## Exercice 2 → talons-fesses

**1 minute** **2 séries de 10 répétitions**

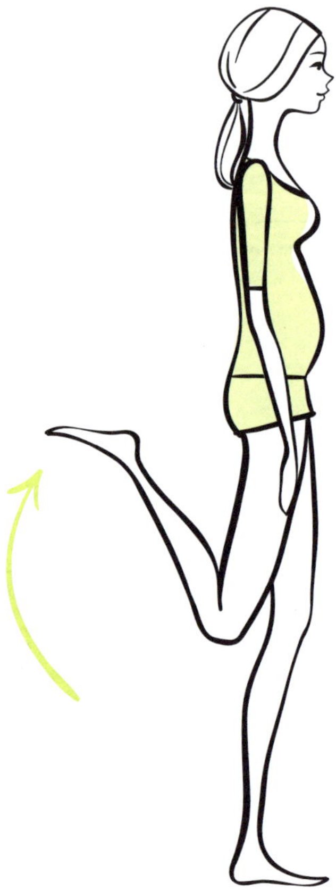

- Posture debout, le dos droit.
- En alternant le pied droit et le pied gauche pour 2 séries de 10 répétitions, pliez le genou en rapprochant le talon de la fesse sans forcer.

## *Exercice 3* → fessiers béton

**2 minutes** **5 à 10 séries de 4 répétitions pour chaque jambe**

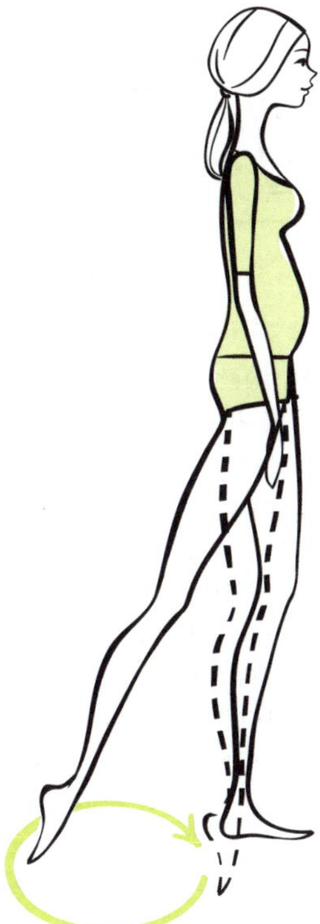

- Posture debout.
- Le dos droit, les bras sur les côtés pour l'équilibre. Avec la jambe droite tendue, effectuez des petits cercles en commençant par l'extérieur et sans laisser cambrer le dos.
- ***Astuce :*** imaginez que vous tracez un cercle au sol avec la pointe du pied, cela vous évitera de relever la hanche et vous garantira le bassin fixe. 4 cercles en allant de l'extérieur vers l'arrière et revenez pieds joints. 4 cercles avec l'autre pied. Les jambes sont tendues et la respiration fluide.

## *Exercice 4* → **taille et dos tenus**

**1 minute** **10 répétitions**

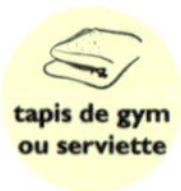


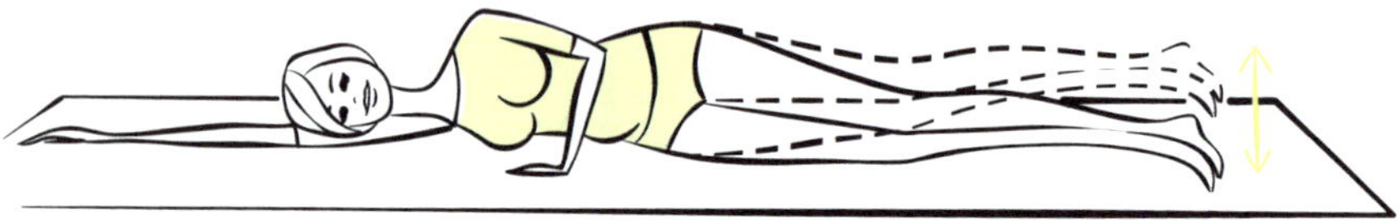

- Posture allongée sur le côté (voir placement du corps pages 43-44).
- Les 2 jambes sont tendues, 20 cm en avant. Dans l'expiration, resserrez le périnée et légèrement le transverse abdominal tout en levant progressivement les 2 jambes tendues à 10 cm du sol. La main en appui devant la poitrine aide à maintenir le corps en équilibre. Reposez les jambes à l'inspir' et marquez un temps de pause si nécessaire : une inspiration et une expiration. Et à la prochaine expir' recommencez l'exercice. 10 répétitions, lentement. Votre dos et votre centre abdominal vous maintiennent en équilibre. Roulez ensuite sur le dos, marquez un temps de pause avant de changer de côté.
- ***Attention :*** si cet exercice est difficile à faire, levez seulement la jambe du dessus (ce qui fera travailler la cuisse et le fessier uniquement) et contrôlez la respiration et l'équilibre sans cambrer, durant 10 à 15 élévations.

## Exercice 5 → périnée, ceinture et dos

**1 minute** **1 à 2 séries de 10 répétitions**

tapis de gym ou serviette

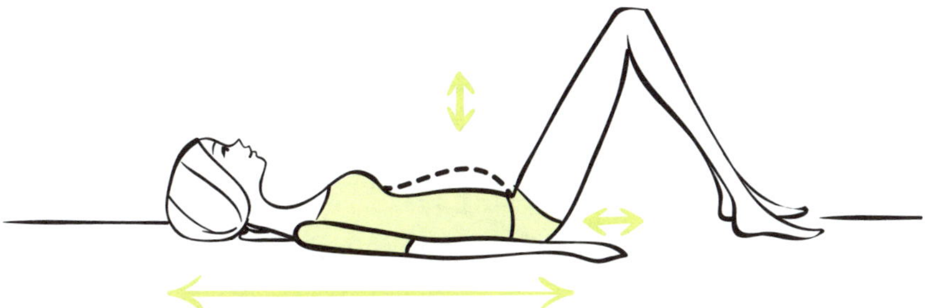

- Posture allongée sur le dos (voir placement du corps page 44).
- Avant de commencer l'exercice, étirez votre nuque (le menton légèrement rentré), les bras le long du corps. Relevez le bassin et le dos avec douceur une seule fois et reposez le dos, vertèbre après vertèbre. Veillez à ce que le bas de votre dos ne soit pas écrasé sur le tapis. Gardez toujours à l'esprit que vous puissiez glisser une feuille de papier entre le bas du dos et le sol.
- Sentez que votre ventre se rentre naturellement. Ne modifiez pas la position de vos lombaires dans l'inspir' et l'expir'. Relâchez les contractions dans l'inspir'. Recommencez cet exercice 10 à 20 fois. Vous pouvez aussi observer un temps de repos entre chaque répétition (une inspir' et une expir').

## Exercice 6 → fessiers raffermis et dos souple

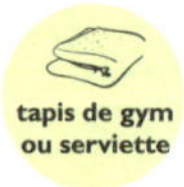


**2 minutes** **2 à 3 séries de 10 répétitions**

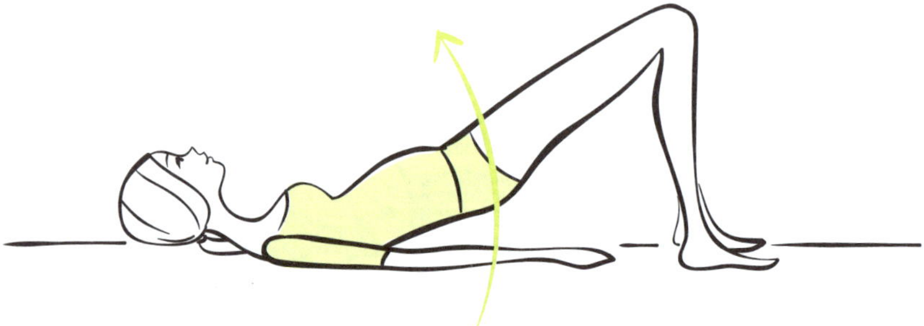

- Posture allongée sur le dos.
- Tout en gardant les pieds parallèles (à environ 30 cm du bassin), contractez vos fessiers en remontant le bassin et en décollant la moitié du dos, les omoplates restent au sol. Respirez de façon régulière. Imaginez que vous écrasez fort des balles molles avec vos talons. Redescendez lentement le milieu puis le bas du dos ainsi que le bassin. Puis recommencez jusqu'à 10 répétitions lentement. Vous pouvez aussi appuyer sur l'ensemble des pieds, vous ressentirez les ischiojambiers (l'arrière des cuisses) se contracter, le périnée reste toujours détendu.
- **Attention :** si vous souffrez du bas du dos, cet exercice est à éviter.

## Exercice 7 → stretching avec une corde

**1 minute** **1 répétition pour chaque cuisse**

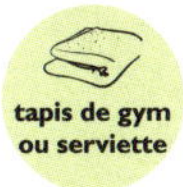

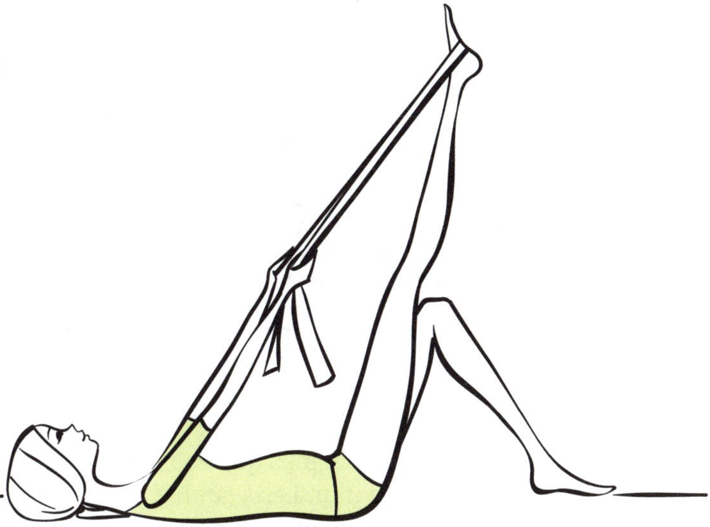

- Posture allongée sur le dos. À l'aide d'une corde, d'une ceinture ou d'une serviette roulée, attrapez votre talon et tirez la jambe vers vous afin d'étirer l'arrière de la cuisse. Attention à ne pas écraser le bas du dos, et à ne pas relever la tête. Le bassin doit toujours rester au sol.
- 1 minute en douceur. Si l'arrière du genou est douloureux, pliez 1 ou 2 cm le genou (les coques condyliennes, formées de tendons épais de maintien de l'articulation du genou, ne s'étirent pas).

## *Exercice 8* → fessiers et cuisses galbés

**2 minutes** **2 à 3 séries de 10 répétitions**

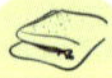

tapis de gym
ou serviette

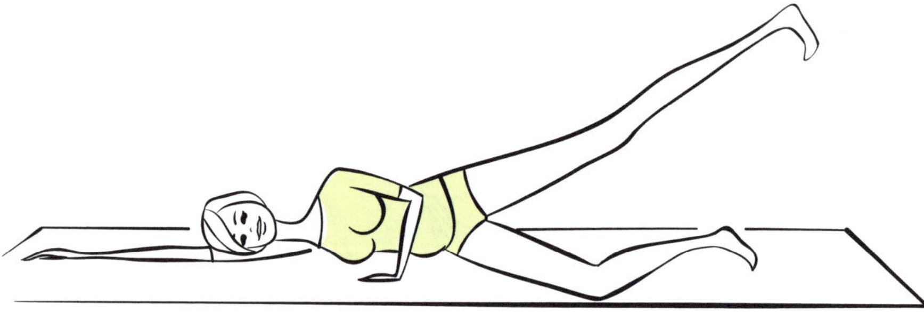

- Posture allongée sur le côté (voir placement du corps pages 43-44).
- Avant de commencer, imaginez que vous avez le dos et le bassin en appui contre un mur. Les 2 jambes sont légèrement fléchies (auprès de ce mur imaginaire).
- En expirant, levez la jambe tendue sur le côté, dans le prolongement de la colonne vertébrale, à environ 50 cm de hauteur. Puis reposez-la en inspirant. 10 répétitions lentes. Cherchez à allonger la jambe.
- Pour changer de côté, appuyez-vous sur votre main devant, asseyez-vous puis basculez sur l'autre hanche. Répétez 2 à 3 séries pour chaque jambe.

## *Exercice 9* → travail complet : posture, transverse, périnée, adducteurs

**1 minute** **10 à 15 répétitions**

chaise

ballon

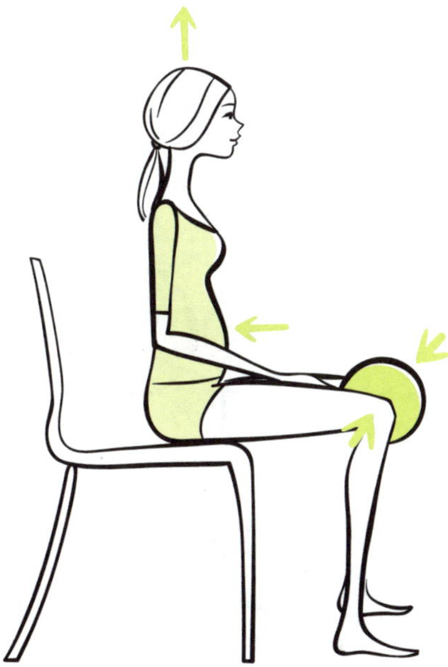

- Posture assise (voir placement du corps pages 42-43).
- Avant de commencer cet exercice, assurez-vous de placer correctement votre dos et vos pieds.
- Tout en gardant la posture hyper-corrigée (droite et autograndie), expirez en resserrant le périnée, le ventre se resserre naturellement dans le souffle. En même temps, vous resserrez le ballon ou le coussin (2 secondes). À l'inspir', relâchez les contractions sans affaisser le dos. 10 à 15 répétitions lentes et maîtrisées. Fermez les yeux pour mieux ressentir ce travail complet pour 10 à 15 répétitions.

## *Exercice 10* → travail complet : épaules, poitrine, bras, dos, transverse et périnée

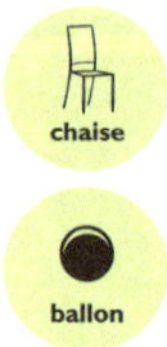


**1 minute** **10 à 15 répétitions**

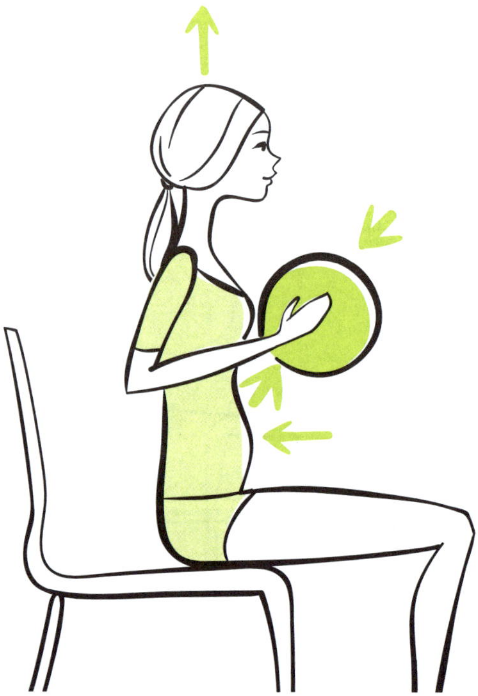

- Tout en gardant la colonne vertébrale droite et étirée vers le haut, expirez longuement en resserrant le périnée et la ceinture se resserre naturellement et progressivement. En même temps, pressez le ballon ou le coussin avec les 2 mains (face à la poitrine, les coudes fléchis). Puis relâchez les contractions en inspirant sans laisser la colonne vertébrale s'affaisser. 10 à 15 répétitions.
- ***Attention*** **:** afin d'éviter les tensions muscuaires dans la nuque, gardez les épaules basses.

## *Exercice 11* → retour au calme : stretching du dos

**1 à 2 minutes**

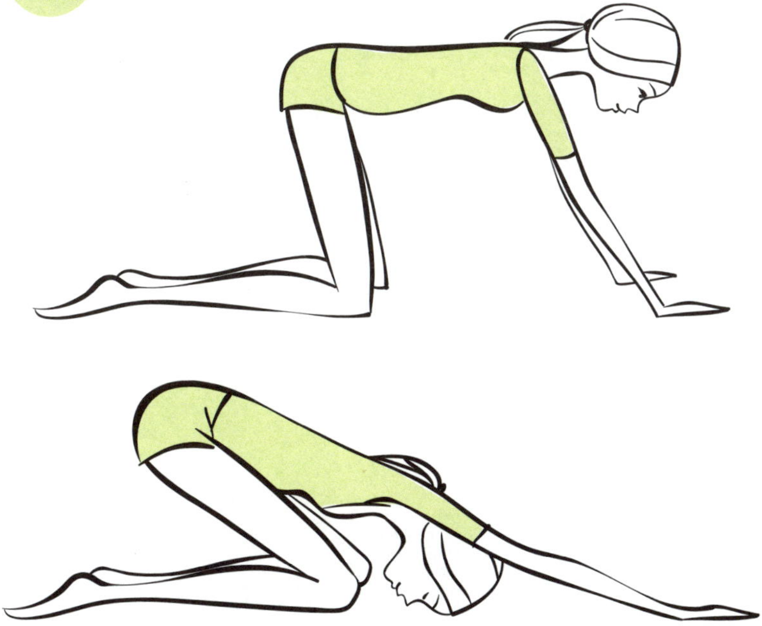

- À 4 pattes sur le sol, les genoux écartés de la largeur des épaules pour laisser place au ventre. Asseyez-vous sur les talons les mains en avant. Faites en sorte que les mains soient suffisamment éloignées pour que les fesses ne touchent pas les talons. Elles restent au-dessus des mollets. Fixez vos mains au sol puis expirez et repoussez les fessiers vers l'arrière et vers le haut. Trouvez une position confortable pour votre tête et vos coudes (au sol ou décollés). Une minute avec une respiration calme, les yeux fermés. Recherchez la détente musculaire sans crispation et ressentez les muscles du dos, des bras dans le confort, recherchez le côté agréable pour que votre respiration soit régulière.

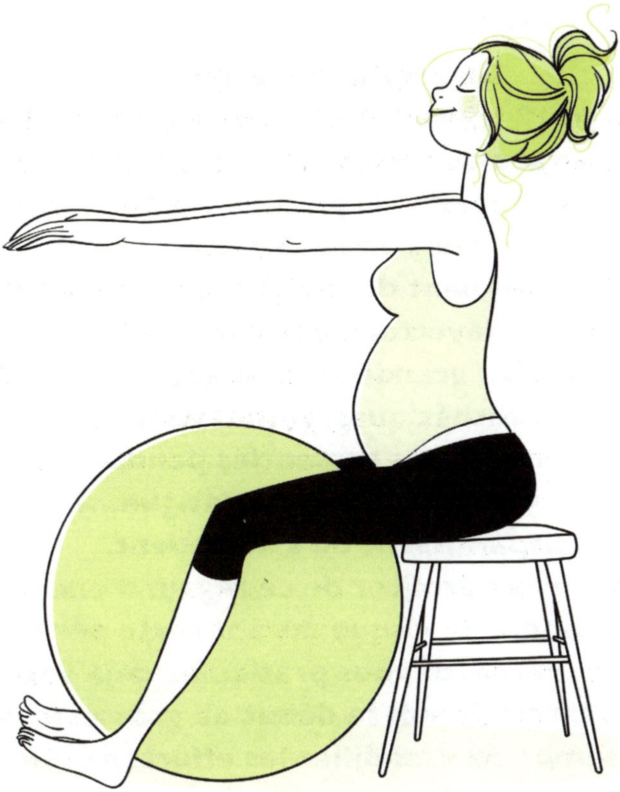

# Acte 3

## Atelier de gymnastique prénatale

**du 5e au 7e mois de grossesse révolu**

**Un regain d'énergie!**

**Passé le 1er trimestre d'angoisses, vous êtes en général plus sereine : le risque de fausse couche est écarté, la première échographie vous a rassurée...**

**Voici le moment des projets pour le bébé (chambre, layette, choix des prénoms...) et d'une plus grande attention portée à soi (soins esthétiques, gymnastique...).**

**Certaines gênes ressenties pendant le 1er trimestre (nausées, fatigue...) disparaissent ou s'atténuent.**

**Il faut savoir profiter de ce regain d'énergie sans prendre de risque durant cette période encore fragile. Si vous pratiquiez déjà votre sport favori depuis le début de grossesse, il est temps de «modifier les efforts» ou de changer pour choisir une activité spécifique à votre état (marche au lieu de jogging ; yoga prénatal au lieu de rock acrobatique, gymnastique prénatale au lieu de zumba...).**

**Une meilleure posture, un renforcement du périnée, un gainage de maintien et des assouplissements permettront d'éviter ou d'atténuer les maux de dos, les pesanteurs abdominale et périnéale.**

## Bien comprendre les changements

Si « le plus dur est passé », certains symptômes désagréables de la grossesse perdurent ou s'amplifient avec le volume et le poids du ventre.

### Les principaux changements de cette période incluent :

– ***Un accroissement des besoins nutritionnels.*** À mesure que le bébé grandit, les besoins nutritifs essentiels à sa bonne construction (vitamines, sels minéraux, etc.) s'accroissent. Des conseils nutritionnels donnés par votre médecin vous seront utiles à tous les deux.

– ***Le mal de dos,*** résultant de la modification de la posture corporelle de la femme enceinte liée à l'arrondissement de son ventre, peut créer des gênes, tensions, douleurs et blocages. Ce mal trouve sa source autour du bassin.

La modification de la posture corporelle de la femme enceinte, qui a commencé avec plus ou moins de gênes en début de grossesse, va s'accroître d'autant plus à partir du 5e mois, à mesure que le bébé grandit. En effet, le ventre, qui grossit et s'alourdit à la fois vers l'avant et le bas, provoque une mauvaise position du bassin. En conséquence, le ligament large, qui s'insère notamment sur les vertèbres lombaires, tire et creuse le bas du dos. La paroi abdominale, déjà relâchée, s'étire davantage au fur et à mesure que le sac utérin grossit et ne joue plus son rôle de maintien corporel telle une gaine large qui vous envelopperait la taille.

– ***La sollicitation du périnée :*** toujours plus étirée, tiraillée vers le bas, la région périnéale est malmenée à cause du volume et du poids du bébé.

En effet, les 2 principales pressions qui s'exercent sur lui sont de taille ! Tout d'abord la pesanteur (non du fait de la grossesse) qui provoque une pression intra-abdominale constante. Si nous marchions à 4 pattes ou si nous étions en apesanteur dans l'espace, nous n'aurions pas ce problème. S'ajoute à ce phénomène le poids de l'utérus qui pousse encore vers le bas (le fond du bassin). D'autres facteurs – comme la toux, le surpoids, la constipation – peuvent entraîner un relâchement important des muscles du périnée (voir « Le périnée », pages 22 à 29).

## Objectifs à atteindre

Il faut continuer de travailler la musculature profonde et assouplir le corps afin de bouger avec aisance. La colonne vertébrale est mal positionnée, le ventre se voit et s'alourdit, la ceinture de maintien est plus fragile. Elle a besoin de tonicité et le périnée doit être fort pour ne pas subir de relâchements brutaux lors d'une toux, d'un éclat de rire ou en soulevant une charge lourde (voir pages 47 à 49) !

Pour le **placement du bassin**, il s'agit d'adopter de bonnes positions dans la vie au quotidien (assise, marche, etc.).

Concernant le **renforcement de la ceinture abdominale**, oubliez le travail des grands droits. En effet, les problèmes de dos peuvent être dus à la sollicitation excessive des muscles grands droits. Très visibles chez les sportifs (« tablettes de chocolat »), ces muscles sont considérés, à tort, comme les uniques muscles permettant de rendre le ventre ferme et plat. Durant la grossesse, du fait de l'arrondissement accru du ventre, ils ne peuvent et ne doivent surtout pas être renforcés, de façon dynamique. Le transverse abdominal est le seul muscle que l'on doit travailler durant la grossesse et très longtemps après la venue de bébé.

Enfin, s'agissant du périnée, il faudra le renforcer et le protéger. Le protéger, c'est tout d'abord ne pas le négliger et pour cela apprendre et répéter au quotidien les bons réflexes. Le phénomène du prolapsus n'est pas que la résultante d'un accouchement difficile et en force, il peut commencer très tôt à cause d'un périnée malmené, négligé depuis longtemps et encore plus durant les grossesses. 3 organes sont concernés par la descente d'organes : la vessie, l'utérus et le rectum.

Lors d'un accouchement par voie naturelle, c'est-à-dire lorsque l'enfant naîtra par dilatation du col de l'utérus, le périnée, qui s'ouvre, perdra alors de sa force et de son élasticité. Une gymnastique de contrôle, de renforcement ou d'entretien musculaire initiée le plus tôt possible est essentielle pour la vie de la jeune maman, mais aussi de la femme, pour son confort personnel et sa vie sexuelle.

Les exercices proposés se concentrent sur le renforcement de cette gaine de maintien abdominale, tout en y associant un travail du périnée, et de l'ensemble de la posture corporelle et de son assouplissement. Ce déséquilibre étant corrigé, vous retrouverez équilibre, force, souplesse et bien-être. Le programme vous donne de nombreux conseils et exercices efficaces et sécurisés.

# Conseils et astuces

Cette rubrique a pour objectif de vous apporter des conseils pour mieux vivre votre quotidien à cette période de la grossesse où les changements physiques sont de plus en plus visibles, avec notamment votre ventre qui s'arrondit de manière plus marquée. Ces conseils portent principalement sur la façon de s'habiller et de se sentir belle et bien.

## Habillement

Votre ventre est rond, bien en forme, il se voit et vous en êtes fière ! Autrefois, on le cachait par des robes larges. Aujourd'hui, on le montre ! Faites-vous plaisir : mettez-vous en valeur. Choisissez des couleurs qui vous donnent bonne mine, qui vous apportent de la fraîcheur et le dynamisme qui révèle votre bonheur. De nombreux vêtements de grossesse sont disponibles dans des magasins spécialisés, mais souvent assez chers. L'essentiel est d'avoir :

– *2 ou 3 culottes de grossesse* qui enveloppent bien le ventre ;

– *1 ceinture spéciale grossesse* que vous pouvez commander en pharmacie ou dans des magasins spécialisés. Elle peut être remboursée à 100 % par votre caisse d'Assurance maladie si votre médecin vous la prescrit. Elle n'est utile que si vous souffrez beaucoup du dos, si vous êtes sujette à quelques pathologies (lumbago, sciatique, hernie...). Il existe aussi des ceintures innovantes qui tiennent le bassin plutôt que d'entourer le ventre. Elles ont une action efficace qui sollicite les muscles profonds du dos et du centre abdominal et vous obligent à vous redresser. La meilleure façon de maintenir « ses reins », autrement dit ses lombaires, est de comprendre la bonne posture et d'essayer de l'adopter au quotidien. Travaillez la bonne bascule du bassin pour soulager votre ventre et surtout votre dos. Le programme vous y aide en vous proposant des exercices et des conseils de posture adaptés ;

– *1 à 2 soutiens-gorge sans armatures.* Vous pouvez choisir déjà un spécial allaitement si vous avez décidé d'allaiter votre bébé. Si vos seins se sont bien développés depuis le début de votre grossesse, leur volume ne variera pas beaucoup durant l'allaitement et les soutiens-gorge sont extensibles. Les soutiens-gorge adaptés à la pratique du sport sont agréables à porter et maintiennent bien les seins.

## Bien-être

Se faire du bien en prenant soin de son corps : votre visage et votre expression changent selon les hormones qui vous envahissent. Votre grossesse peut se lire dans vos yeux. Vous avez l'air fatiguée... ou différente. Prenez soin de vos cheveux et de votre coiffure. Maquillez-vous légèrement en choisissant des couleurs vous donnant bonne mine. Accessoirisez votre look avec foulards, colliers ou boucles d'oreilles. Faites-vous des masques ou allez chez l'esthéticienne de temps à autre pour un bon nettoyage de peau.

Votre ventre s'arrondit progressivement, car votre bébé se développe et grossit régulièrement. La tonicité de ses petits muscles vous fait bien ressentir ses galipettes. Sa gymnastique est souvent impressionnante et vous procure des sensations nouvelles. Caressez votre ventre, caressez votre bébé. Communiquez à voix haute : il vous entend, car votre voix vibre dans votre corps et il perçoit des ondes sonores. Le futur papa peut également lui parler régulièrement au travers de votre peau en caressant votre ventre. Bébé reconnaîtra sa voix dès la naissance. Profitez le plus possible de ces moments magiques et éphémères pour vous détendre et savourez votre grossesse. Votre corps se relaxera vite et votre esprit s'apaisera aussi.

Vous construisez déjà une relation particulière avec votre bébé durant ces 9 mois. Offrez-lui vos caresses, votre respiration douce, vos pensées positives, vous verrez votre ventre se détendre... et lui vous répondre à sa façon. Le papa peut participer à ces moments précieux.

# Programme doux

**30 à 45 minutes**

Si vous avez l'autorisation médicale de pratiquer de la gymnastique et que vous disposez de peu de temps à la maison, ce programme doux est fait pour vous. Même si vous n'êtes pas fatiguée, vous pouvez préférer un programme court pour commencer.

# Échauffement

**environ 5 minutes**

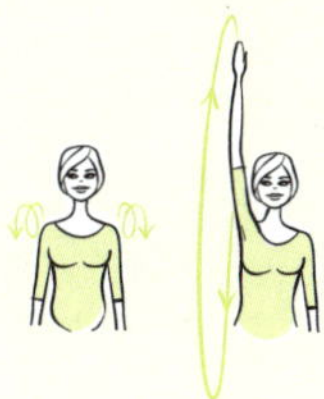

page 112

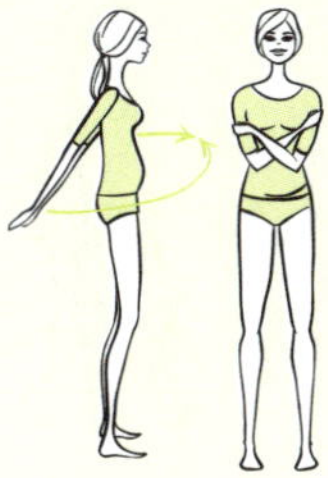

page 113

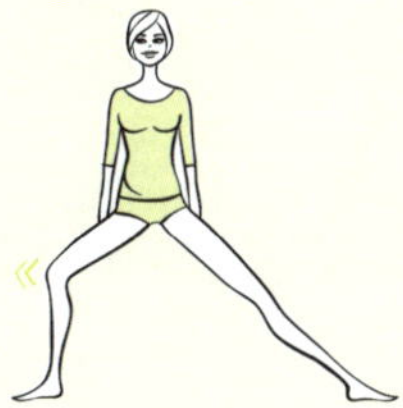

page 114

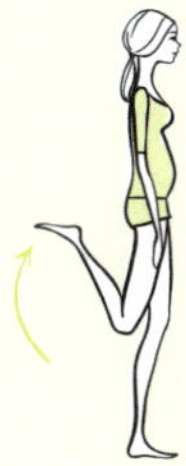

page 115

# Renforcement et assouplissement

**25 à 40 minutes**

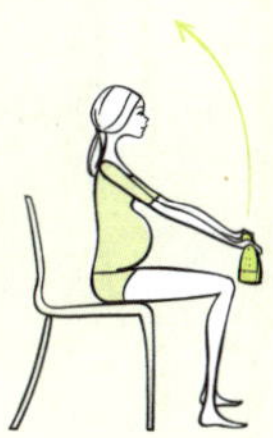

page 116

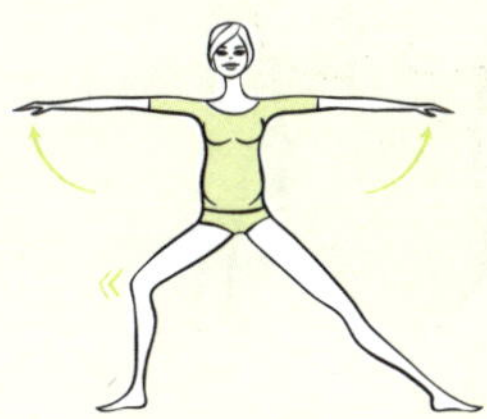

page 118

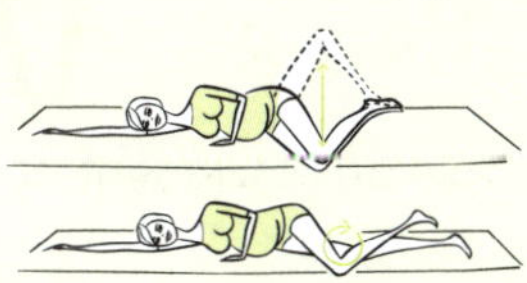

page 121

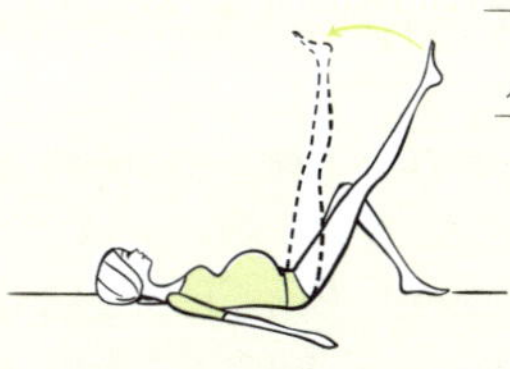

page 120

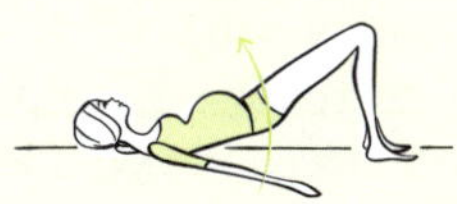

page 122

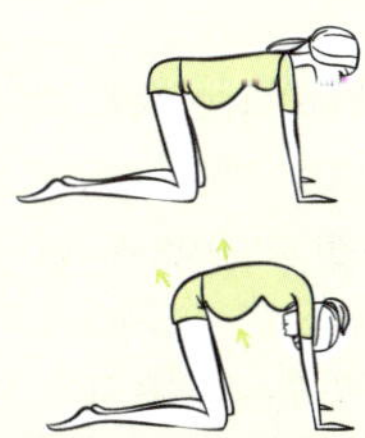

page 123

## **Échauffement** (confortable, souple, fluide)

### *Exercice 1* → **épaules-bras**

**2 minutes** **1 à 2 séries de 10 répétitions**

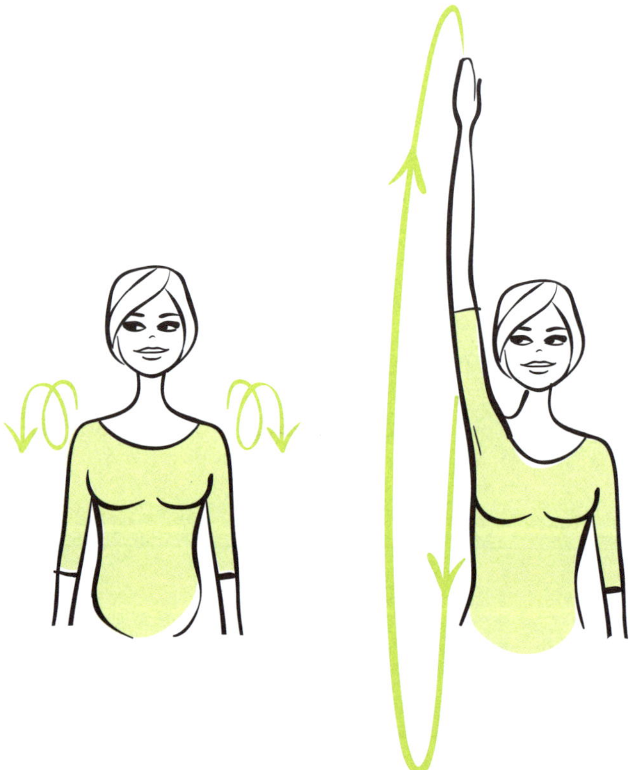

- Posture debout (rappel du placement du corps, postures et respiration, pages 39 à 45).
- Effectuez avec les épaules uniquement (les bras restent en bas et relâchés) 10 petits cercles très lents dans un sens puis 10 dans l'autre tout en respirant amplement. Puis, levez votre bras droit et décrivez un cercle vers le haut et vers l'arrière en suivant votre main du regard. Alternez avec l'autre bras. Répétez 10 fois pour chaque côté.

## *Exercice 2* → **dos et poitrine**

**1 minute** **10 répétitions**

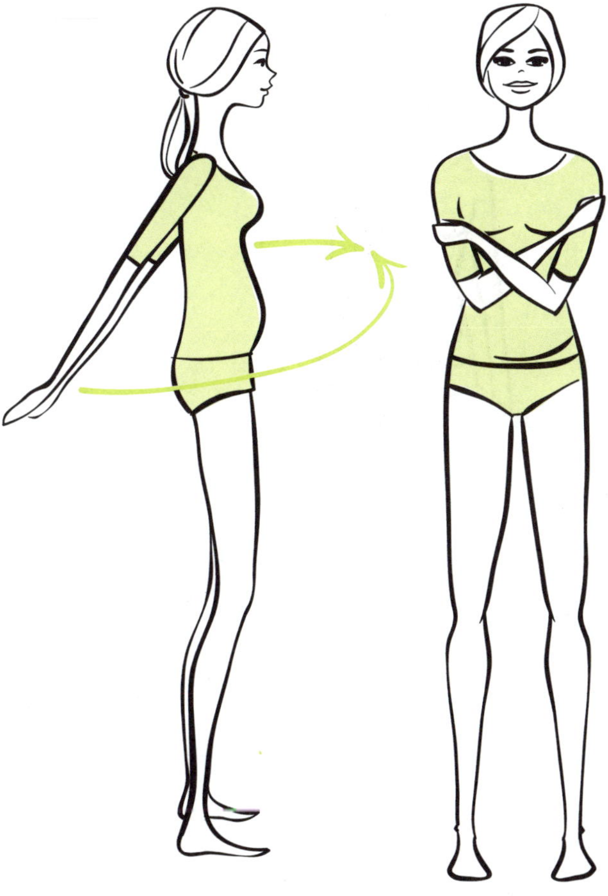

- Posture debout.
- Durant l'inspir', ouvrez vos 2 bras légèrement fléchis vers l'arrière, en gardant les épaules basses, et ramenez les bras vers l'avant en expirant comme si vous vous enlaciez vous-même. Ne bougez que la cage thoracique et les bras. 10 fois.

## Exercice 3 → coordination et fluidité

**2 minutes** **2 à 4 séries de 10 répétitions**

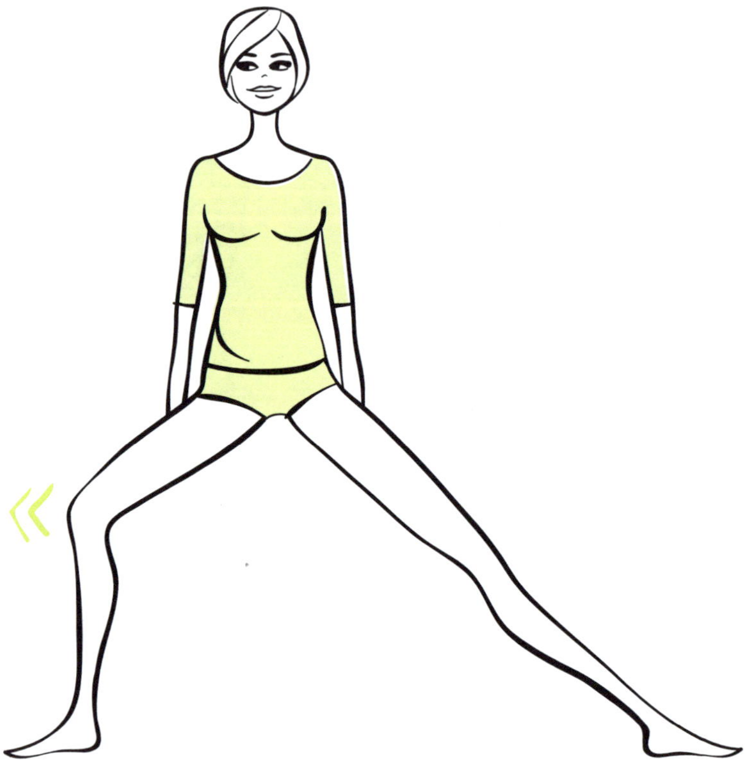

- Posture debout, pieds très espacés, pointes ouvertes.
- Tout en respirant de façon régulière, pliez le genou droit et gardez la jambe gauche tendue puis redressez et recommencez le même exercice avec l'autre jambe. Travaillez de façon confortable et décontractée, respirez de façon régulière et gardez le ventre souple. 10 répétitions d'un côté et 10 de l'autre.
- **Attention :** en cas de pubalgie, il est difficile d'exécuter ce travail qui allie souplesse et tonicité.

## *Exercice 4* → **talons-fesses**

**1 minute** **2 séries de 10 répétitions**

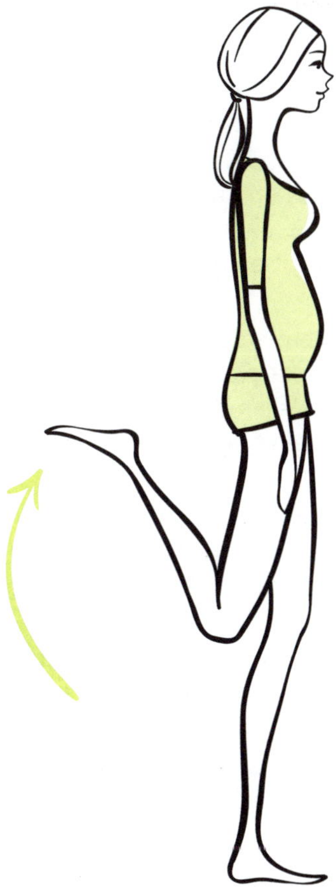

- Posture debout, le dos droit.
- En alternant le pied droit et le pied gauche pour 2 séries de 10 répétitions, pliez le genou en rapprochant le talon de la fesse sans forcer.

## Renforcement et assouplissement

### *Exercice 1* → buste et bras toniques

chaise · corde ou serviette

**1 minute** **2 séries de 10 répétitions**

- Posture assise (voir placement du corps pages 42-43).
- Les mains tiennent la corde ou la serviette roulée bras écartés de la largeur des épaules ou plus. Commencez les bras en bas : inspirez en laissant les bras sur les cuisses et expirez en relevant la corde tout en gardant les épaules basses. Effectuez 10 élévations lentes.
- Exécutez ce mouvement lentement et confortablement, votre ventre doit rester souple à l'inspir' et se resserrer naturellement dans l'expir'. Ne jamais cambrer le bas du dos. Les épaules doivent rester basses et la tête immobile, le menton légèrement rentré.
- Si l'exercice vous semble difficile, préférez l'inspir' en relevant les bras et expirez en abaissant la corde vers les cuisses. Durant l'inspir', les côtes s'écartent et le bas du dos se creuse légèrement, c'est normal.
- Si vous avez des raideurs dans les épaules, faites cet exercice en imaginant tenir une corde. Ainsi, vos bras resteront plus souples, sans résistance, et les mouvements seront fluides...
- Faites 2 séries de 10 répétitions lentes, avec une pause d'au moins 30 secondes entre chaque série.
- ***Attention*** **:** le dos ne doit pas se cambrer lorsque les bras montent. La tête ne doit pas avancer non plus.

### *On récapitule !*

- Expirez en contractant le périnée (le ventre se resserre naturellement) tout en levant les bras, épaules basses, le dos auto-grandi.
- ***Attention*** **:** n'hésitez pas à relever l'assise avec un gros coussin sous les fesses afin d'avoir les genoux à hauteur des hanches.

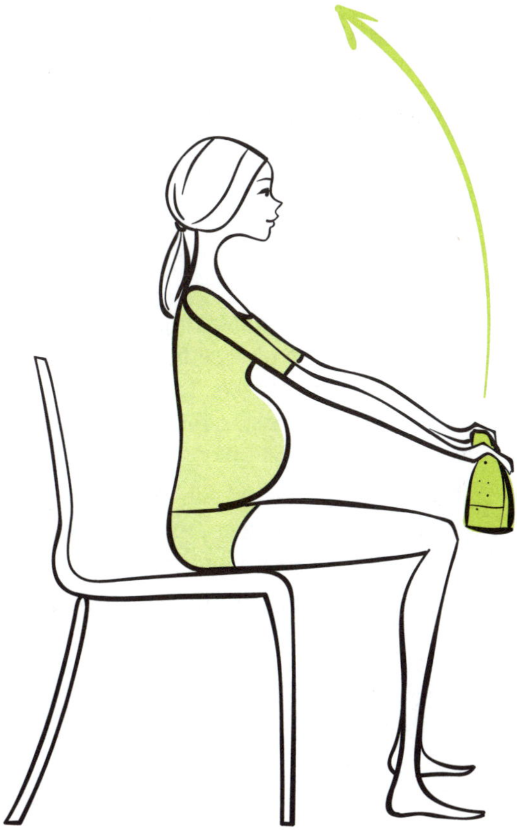

## *Exercice 2* → cuisses et hanches mobiles, bras toniques

**4 minutes** **2 séries de 10 répétitions**

- Les pieds sont écartés de 1 m environ, les pointes de pieds sont ouvertes. Le dos est droit en évitant de cambrer. Les bras sont le long du corps.
- Tout en respirant de façon régulière, pliez le genou droit et gardez la jambe gauche tendue puis redressez et recommencez le même exercice avec l'autre jambe. Travaillez de façon confortable et décontractée, respirez de façon régulière et gardez le ventre souple. 10 répétitions d'un côté et 10 de l'autre.
- ***Attention*** **:** assurez-vous que le sol ne glisse pas (restez en baskets ou pieds nus). Exécutez cet exercice de façon fluide et gardez les hanches et les genoux ouverts.
- Aussi, si vous préférez vous tenir afin d'assurer votre équilibre, appuyez-vous avec les mains sur une chaise placée devant vous.

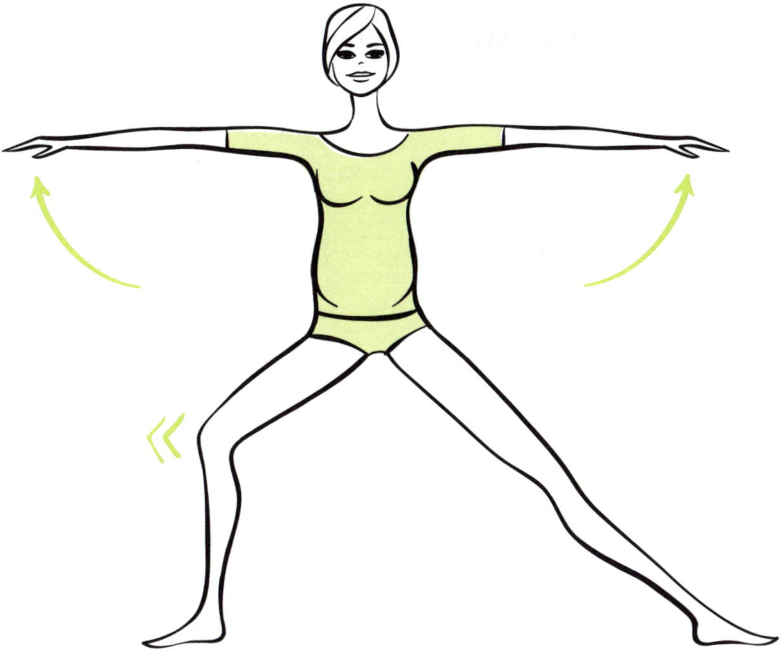

## Exercice 3 → dos étiré et sangle abdominale tonifiée, jambes dynamiques

**2 minutes** **2 séries de 10 répétitions**

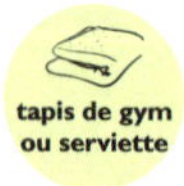


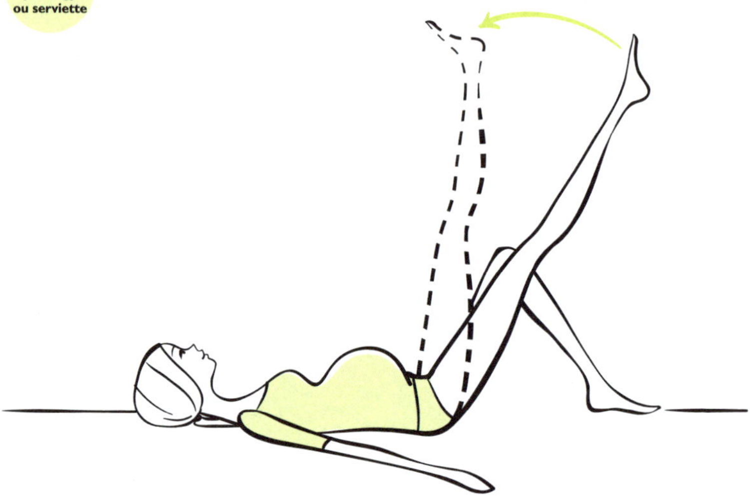

- Allongez-vous sur le dos grâce à la posture sécurisée, la colonne vertébrale étant allongée bien étirée (rappel pages 44-45). En gardant les bras et le dos immobiles, expirez en tendant la jambe vers l'avant et vers le haut, puis ramenez-la à la verticale si possible sans écraser le dos. La sangle se resserre naturellement si le dos est correctement placé. Posez le pied en inspirant. Changez de jambe et efforcez-vous de garder la jambe tendue lorsqu'elle se trouve à la verticale, une façon d'activer le retour veineux des jambes parfois un peu gonflées. Alternez la jambe droite et la jambe gauche pour 10 répétitions.
- **Attention :** pour que cet exercice vous procure de bons résultats, il est primordial de garder la colonne parfaitement immobile avec les lombaires posées mais non écrasées.
- Expirez bien (par le nez ou par la bouche) durant le mouvement de la jambe afin de solliciter naturellement la ceinture du transverse abdominal.

## Exercice 4 → fessiers sculptés

**2 à 4 minutes** **1 ou 2 séries pour chaque jambe**

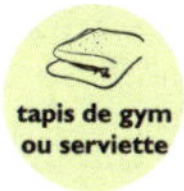


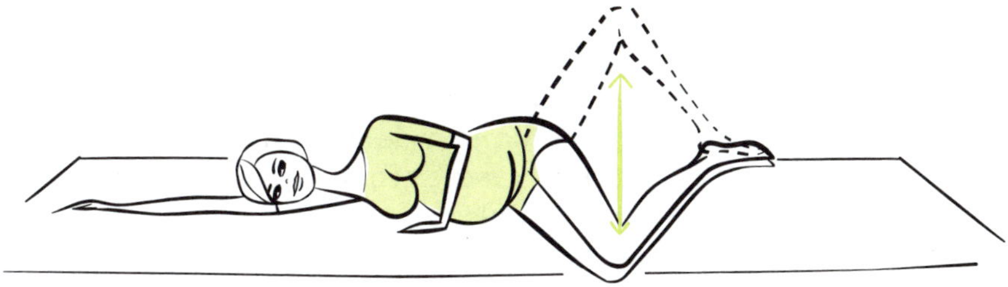

- Position allongée sur le côté (voir pages 43-44).
- Placez-vous sur le côté droit de votre hanche. Les genoux pliés sont serrés et les pieds en arrière ont les chevilles serrées également.
- Relevez le genou gauche en gardant les talons joints. Vous pouvez aussi écraser le talon gauche contre le talon droit (imaginez que les chevilles sont scotchées entre elles et que c'est difficile de lever le genou contre cette résistance, vous sentirez alors mieux le travail localisé dans le fessier). 20 répétitions lentes.

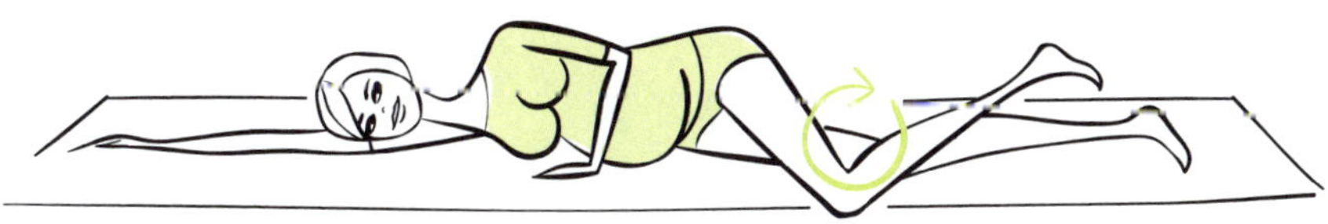

- Faites ensuite des ronds devant vous avec le genou. Faites-les dans le sens externe (genou gauche dans le sens contraire des aiguilles d'une montre/genou droit dans le sens horaire). 10 répétitions lentes. Répétez les 2 exercices 2 fois.

- ***Attention*** **:** les postures correctes sont exigeantes mais assurent un meilleur travail et, par conséquent, donnent les bons résultats.

Deux petites astuces pour vous aider dans ces exercices :

  - pour le 1er exercice : afin de ne pas bouger le dos ni le bassin lorsque vous levez votre cuisse, imaginez que votre corps est adossé à un mur fragile, prêt à tomber si vous poussez contre ce mur imaginaire.
  - pour le 2nd exercice : le genou effectue des ronds verticalement comme s'il y avait un mur devant vous et que vous traciez des cercles dessus avec le genou. Cela vous fixera le bassin et la colonne vertébrale.

- Après ces exercices, faites l'exercice intitulé « Votre dos vous dit merci » (page suivante), avant de changer de côté.

## *Exercice* 5 → votre dos vous dit merci

**1 à 2 minutes** **3 à 10 répétitions**

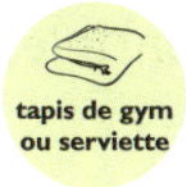

tapis de gym ou serviette

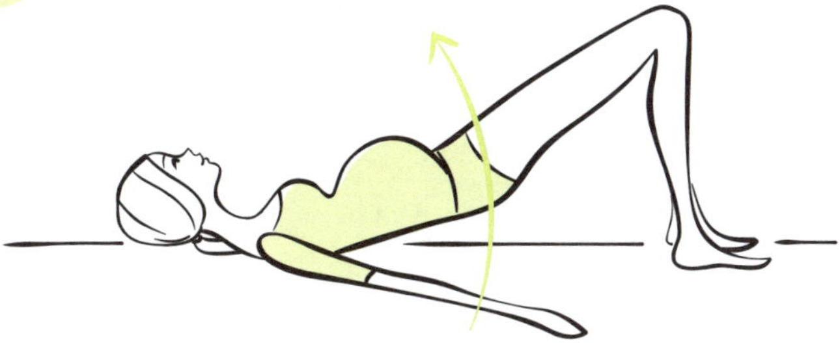

- Allongée sur le dos, à plat ou en transat (voir position allongée sur le dos, pages 44-45).
- Rappel : avant de commencer à vous étirer, pensez à rentrer le menton afin d'étirer la nuque, ce qui permettra d'étirer correctement toute la colonne vertébrale lors du mouvement.
- Les bras sont allongés le long du corps et les pieds sont près du bassin, parallèles.
- Avec une respiration douce (sans apnée), relevez le bassin en contractant les fessiers, puis levez les lombaires, le milieu du dos jusqu'entre les 2 omoplates. Restez le temps d'une inspir' et d'une expir' puis redescendez le dos en commençant par le haut, puis le milieu du dos, les lombaires et les fessiers. Décontractez ensuite tout le corps sur une inspir' et une expir' sans bouger les pieds. Recommencez cet exercice avec légèreté et fluidité. Observez les temps de repos si besoin et recommencez entre 3 et 10 fois ce mouvement si délicieux pour votre dos.
- ***L'image :*** imaginez lorsque vous descendez que vous voulez faire une belle empreinte de votre colonne vertébrale sur une pâte à modeler bien fraîche.
- ***Le plus !*** Essayez d'étirer plus la partie lombaire lorsque vous descendez les lombaires, comme si vous vouliez rapprocher les fessiers des talons.

- ***Attention*** **:** ne laissez pas le menton se relever ni le cou rentrer dans les épaules. Ce « petit plus » est un soulagement des lombaires. Il faut le faire plusieurs fois avant d'en ressentir les bienfaits, car tout est subtil dans cet étirement apaisant.
- Enfin, refaites l'exercice 4 sur l'autre hanche (page 123).

## *Exercice 6* → **stretching du dos**

**1 à 3 minutes** **5 à 8 répétitions**

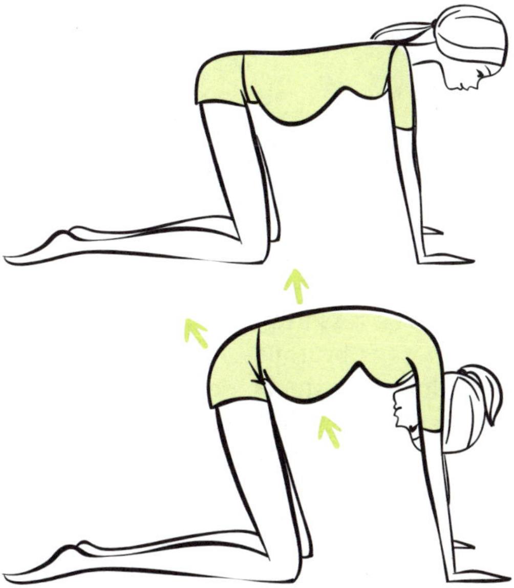

- Les mains écartées de la largeur des épaules et à l'aplomb des épaules. Les genoux en dessous du ventre en inspirant lentement par le nez, levez la tête en regardant vers le haut : votre dos se creuse naturellement. Puis expirez en abaissant la tête, le regard vers le ventre : le dos s'arrondit.
- ***Attention*** **:** vous pouvez repousser le dos vers le haut et vers l'arrière afin de sentir l'étirement des lombaires. 5 à 8 fois très lentement.
- Votre programme est terminé.
- Vous pourrez le faire 1 à 3 fois par semaine.
- ***Le petit plus !*** Pensez à marcher de façon régulière 10 à 20 minutes par jour.
- Une séance de 30 minutes à la piscine vous procurera aussi légèreté et massage, n'oubliez pas de vous faire plaisir.

# Programme tonique

**35 à 45 minutes**

Vous avez l'autorisation médicale de pratiquer de la gymnastique durant cette période, vous avez un regain d'énergie, vous voulez bouger et avez du temps : choisissez ce programme tonique. N'oubliez pas de prendre quelques précautions : travaillez lentement et confortablement.

***Votre ventre reste souple et tonique à la fois.*** Votre ventre doit rester souple à l'inspir' et se resserrer naturellement (et tout en douceur) dans l'expir', sans brutalité. Ne cambrez jamais le bas du dos. Les épaules doivent rester basses et la tête immobile, le menton légèrement rentré. Dans les postures debout ou assise, votre colonne est toujours dans l'autograndissement afin de sécuriser les exercices et de les rendre efficaces (principes de base et postures pages 39 à 45).

# Échauffement

**environ 5 minutes**

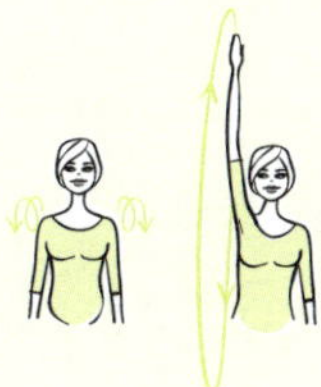

page 128

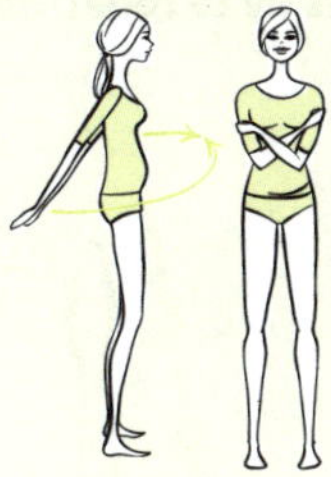

page 129

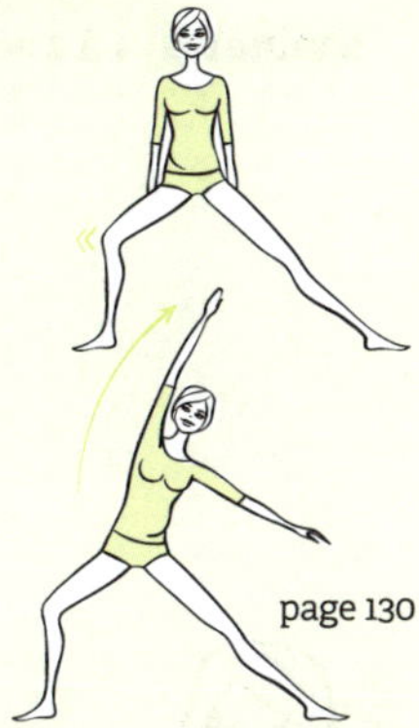

page 130

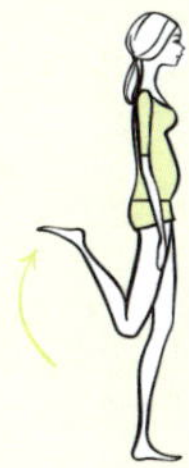

page 131

# Renforcement et assouplissement

**30 à 40 minutes**

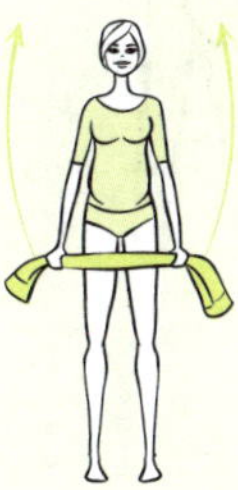

page 133

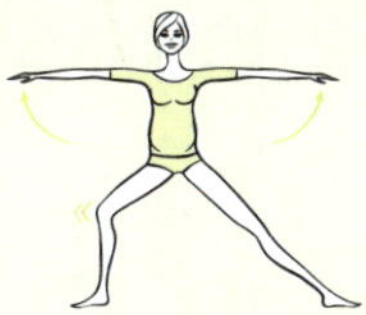

page 134

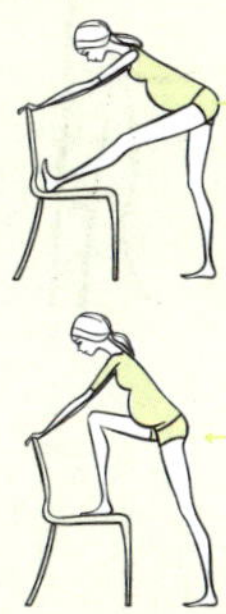

page 135

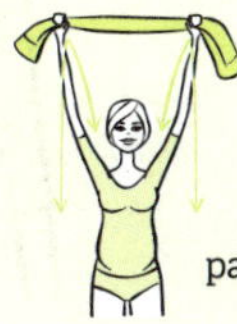

page 136

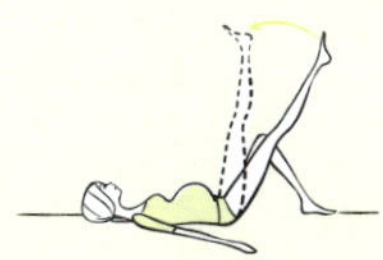

page 137

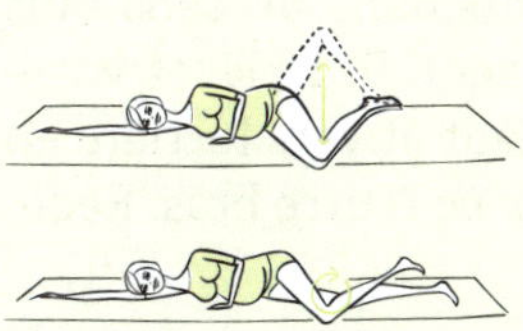

page 139

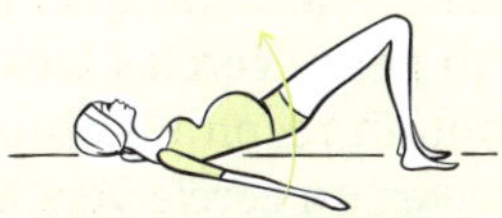

page 141

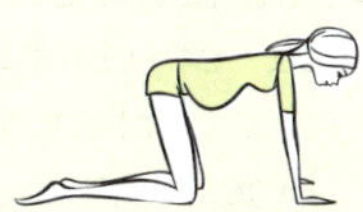

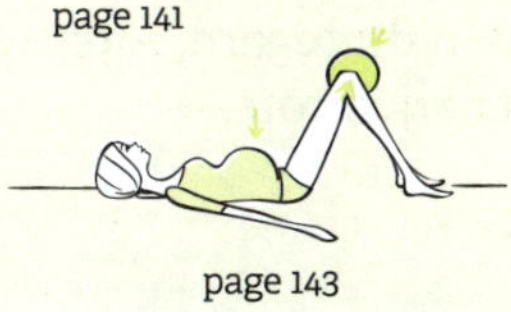

page 143

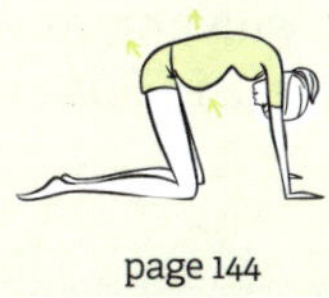

page 144

## **Échauffement** (confortable, souple, fluide)

### *Exercice 1* → **épaules-bras**

**2 minutes** **1 à 2 séries de 10 répétitions**

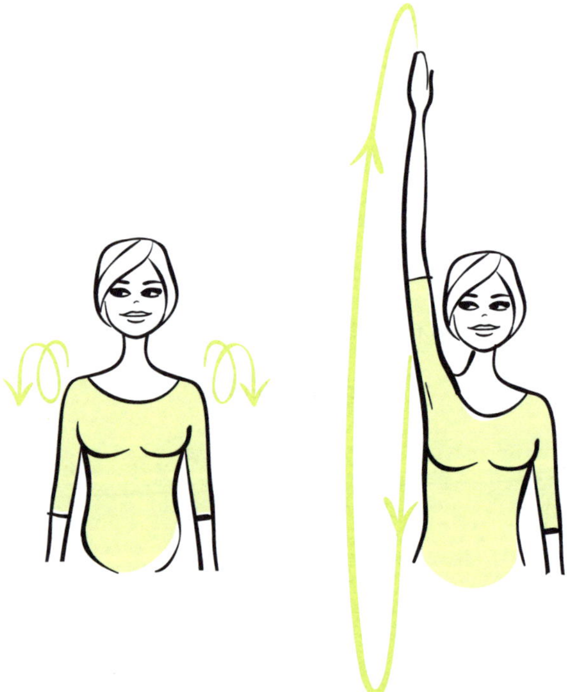

- Posture debout (voir pages 39 à 42).
- Effectuez avec les épaules uniquement (les bras restent en bas et relâchés) 10 petits cercles très lents dans un sens puis 10 dans l'autre tout en respirant amplement. Puis, levez votre bras droit et décrivez un cercle vers le haut et vers l'arrière en suivant votre main du regard. Alternez avec l'autre bras. Répétez 10 fois pour chaque côté.

## *Exercice 2* → dos et poitrine

**1 minute** **10 répétitions**

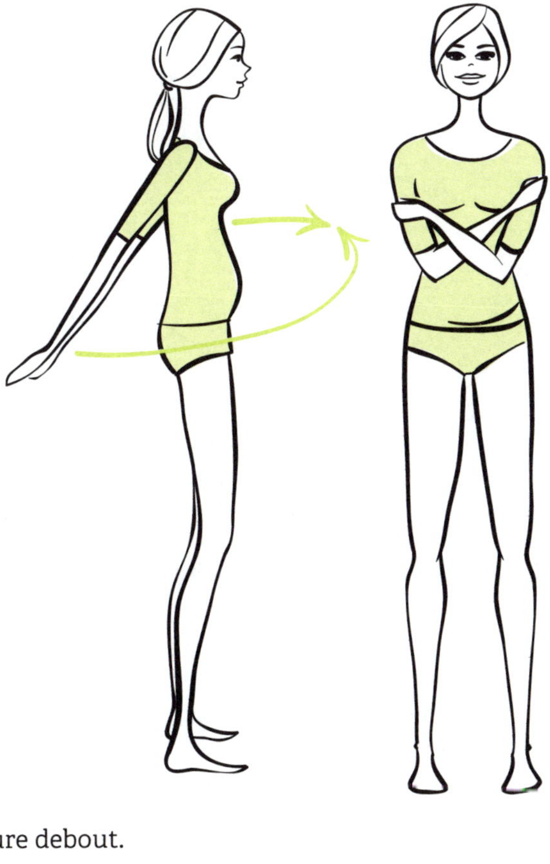

- Posture debout.
- Durant l'inspir', ouvrez vos 2 bras légèrement fléchis vers l'arrière, en gardant les épaules basses, et ramenez les bras vers l'avant en expirant comme si vous vous enlaciez vous-même. Ne bougez que la cage thoracique et les bras. 10 fois.

## Exercice 3 → coordination et fluidité

**2 minutes** **2 à 4 séries de 10 répétitions**

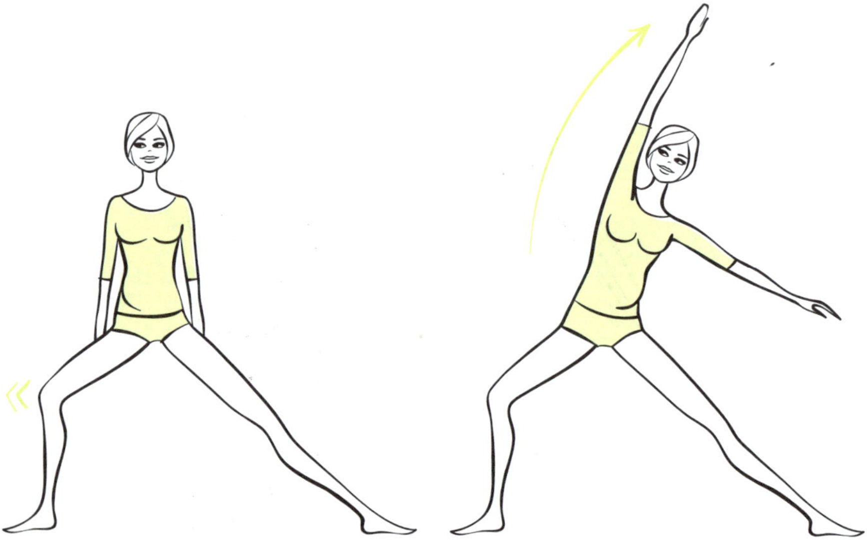

- Posture debout, pieds très espacés, pointes ouvertes.
- Tout en respirant de façon régulière, pliez le genou droit et gardez la jambe gauche tendue puis redressez et recommencez le même exercice avec l'autre jambe. Travaillez de façon confortable et décontractée, respirez de façon régulière et gardez le ventre souple. 10 répétitions d'un côté et 10 de l'autre.
- Complétez l'exercice avec les bras : lorsque vous pliez le genou droit, vous levez le bras droit, qui se tend verticalement. Naturellement, en montant votre bras vers le haut, votre buste va s'incliner légèrement du côté gauche.
- **Attention :** ne penchez pas volontairement le buste, au risque d'abîmer vos disques intervertébraux.

## *Exercice 4* → talons-fesses

**1 minute** **2 séries de 10 répétitions**

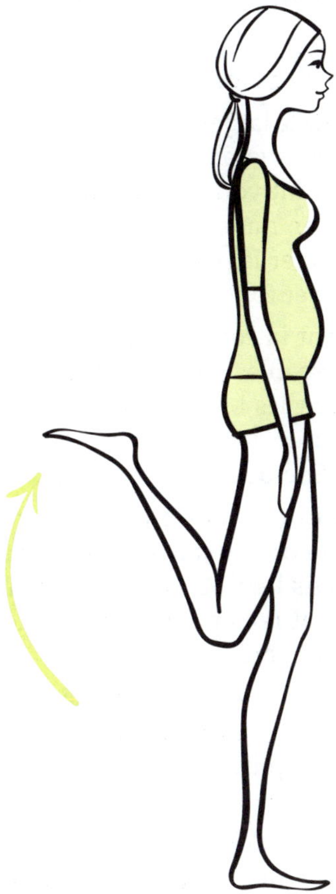

- Posture debout, le dos droit.
- En alternant le pied droit et le pied gauche pour 2 séries de 10 répétitions, pliez le genou en rapprochant le talon de la fesse sans forcer.

## Renforcement et assouplissement

### Exercice 1 → buste et bras toniques

corde ou serviette

**1 minute** **2 séries de 10 répétitions**

- Posture debout (voir placement du corps pages 39 à 42).
- Les pieds écartés de la largeur du bassin, les genoux souples et le bassin en légère rétroversion, la colonne est étirée vers le haut, le regard droit devant vous. La rétroversion consiste à réduire le creux lombaire en ramenant un peu le pubis en avant. Pour cela il faut contracter légèrement les fessiers. tenir la posture corrigée sans bouger tout en relâchant les fessiers.
- Les mains tiennent la corde (ou serviette roulée), bras écartés de la largeur des épaules ou plus. Commencez les bras en bas : inspirez en laissant les bras sur les cuisses et expirez en relevant la corde tout en resserrant le périnée et en gardant les épaules basses. Effectuez 10 élévations lentes.
- ***Attention*** : exécutez ce mouvement lentement et confortablement, votre ventre doit rester souple à l'inspir' et se resserrer naturellement dans l'expir'. Ne jamais cambrer le bas du dos. Les épaules doivent rester basses et la tête doit rester immobile, le menton légèrement rentré.
- ***Attention*** : si l'exercice vous semble difficile, préférez l'inspir' en relevant les bras et expirez en abaissant la corde vers les cuisses, mais il sera plus difficile de resserrer le périnée dans l'inspir'.
- Si vous avez des raideurs dans les épaules, faites cet exercice en imaginant tenir une corde, ainsi vos bras resteront plus souples. Sans résistance, les mouvements seront fluides...

**On récapitule !**

- Expirez en contractant le périnée (le ventre se resserre naturellement) tout en levant les bras, épaules basses, le dos auto-grandi.

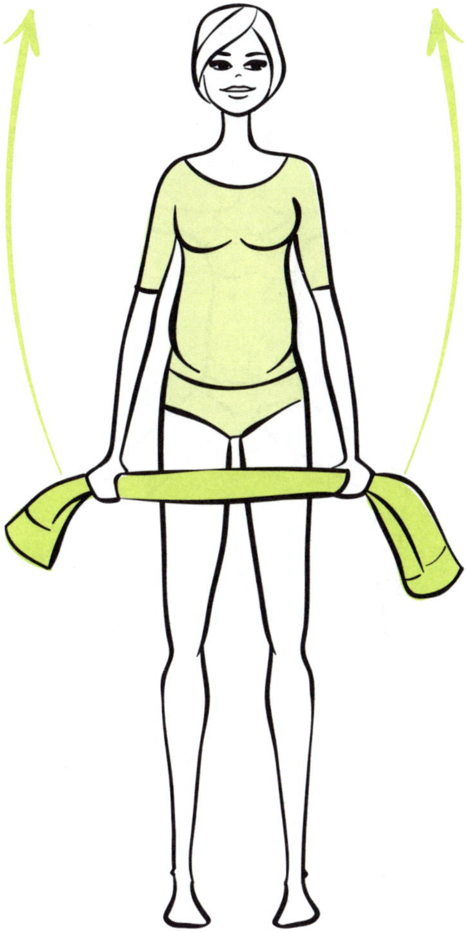

## *Exercice 2* → cuisses et hanches mobiles, bras toniques

**2 à 3 minutes** **4 séries de 10 répétitions**

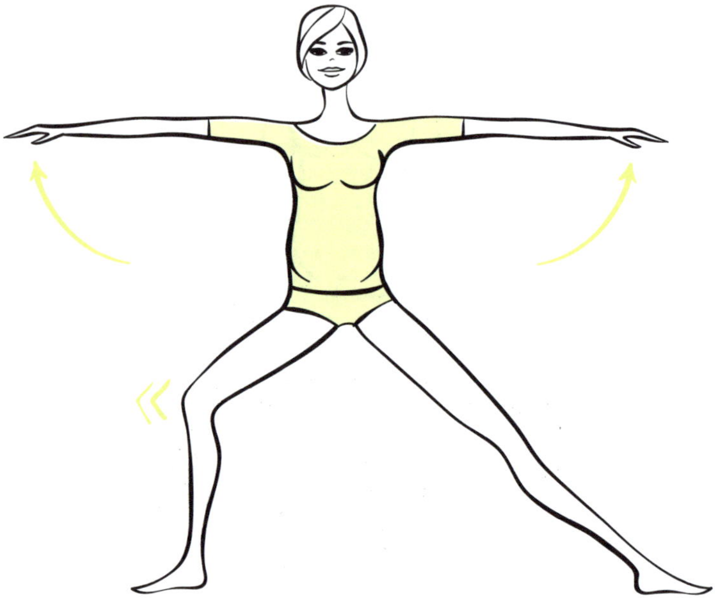

- Fléchissez un genou en gardant la hanche ouverte, les bras se lèvent jusqu'à l'horizontale, les épaules basses. Expirez en revenant à la position de départ. Répétez l'exercice avec l'autre jambe. Alternez droite et gauche. Faites 2 séries de 10 répétitions de chaque côté.
- ***Attention*** **:** assurez-vous que le sol ne glisse pas (restez en baskets ou pieds nus). Exécutez cet exercice de façon fluide et gardez les hanches et les genoux ouverts.
- Aussi, si vous préférez vous tenir afin d'assurer votre équilibre, appuyez-vous sur une chaise placée devant vous.

# *Exercice* 3 → souplesse des hanches et muscles allongés

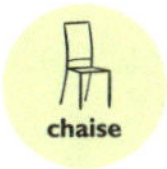


**2 à 3 minutes** **2 à 3 séries par jambe**

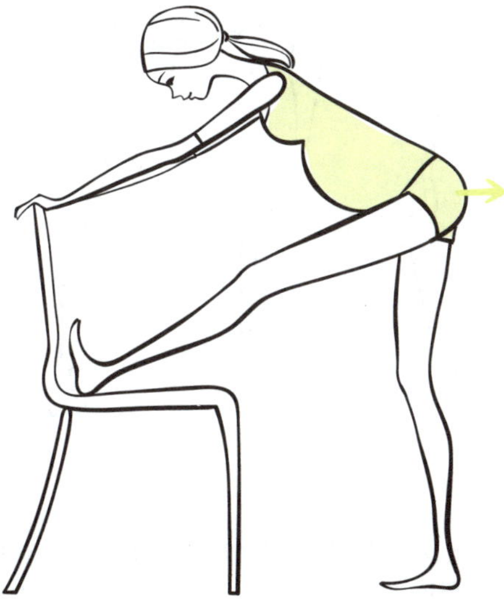

- Posture debout.
- Placez une chaise devant vous calée contre un mur (afin de la stabiliser).
- Placez une jambe tendue, le talon posé sur la chaise. Les 2 jambes restent tendues. Étirez l'arrière de la cuisse en poussant le bassin vers l'arrière comme si vos fessiers allaient toucher un mur derrière vous. Ressentez l'arrière de la cuisse et le mollet. Afin d'étirer confortablement et efficacement les muscles, vous devez garder le pied du sol pointé vers l'avant et descendre légèrement le dos plat, la tête relevée (dos plat veut dire sans arrondir le dos).
- Respirez 30 secondes.

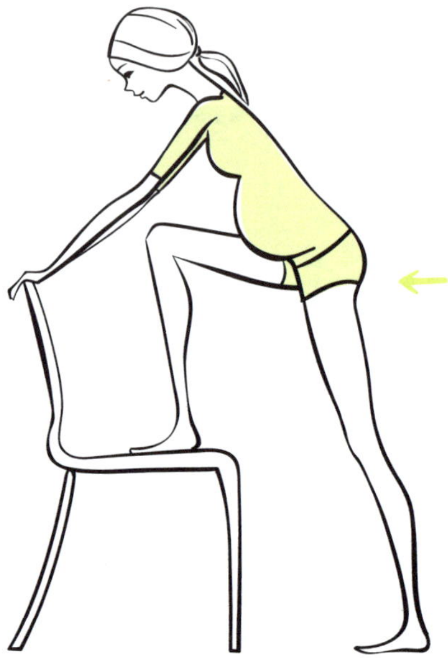

- Ensuite posez le pied à plat sur la chaise solide et bien stable en fléchissant le genou. La jambe du sol reste tendue. Repère : sur la chaise, le genou se trouve au-dessus du pied, le mollet étant donc à la verticale.
- Respirez 30 secondes en repoussant votre bassin vers l'avant.
- Changez de jambe.
- Répétez cet étirement 2 à 3 fois pour chaque jambe.
- **Attention :** pour la jambe tendue sur la chaise, si le dessous du genou vous gêne, c'est qu'il est trop étiré. Il suffit de le fléchir de 2 cm afin d'annuler cette tension des tendons d'attache, très nombreux à l'arrière du genou (dits « coques condyliennes »).

## *Exercice 4* → dos redressé et épaules souples

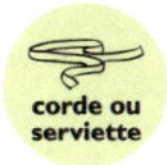


**2 à 3 minutes** **2 à 3 séries de 10 répétitions**

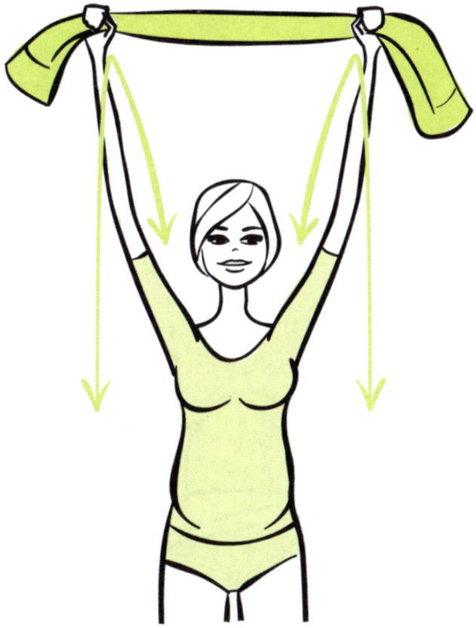

- Position debout (voir placement du corps pages 39 à 42).
- Prenez la corde (ou serviette roulée) en prise large, les bras tendus et sur les cuisses (paumes des mains face aux cuisses). À l'inspir', levez les bras tendus. À l'expir', descendez la corde en arrière de la tête sur les épaules, les coudes en bas. Inspirez en relevant les bras au-dessus de la tête et expirez en les abaissant vers les cuisses. 10 répétitions lentes. 2 à 3 séries avec une pause de 30 secondes ou plus.
- *Attention :* le dos ne doit pas se cambrer lorsque les bras montent. La tête ne doit pas avancer non plus. Faites cet exercice sans support s'il vous paraît difficile pour la nuque ou les épaules.
- Si rester debout vous fatigue, vous pouvez faire cet exercice assise sur une chaise (voir pages 42-43).
- À chaque élévation des bras dans l'expir', resserrez le périnée.

## *Exercice* 5 → dos étiré et sangle abdominale tonifiée, jambes dynamiques

**2 minutes** **2 séries de 10 répétitions**

tapis de gym ou serviette

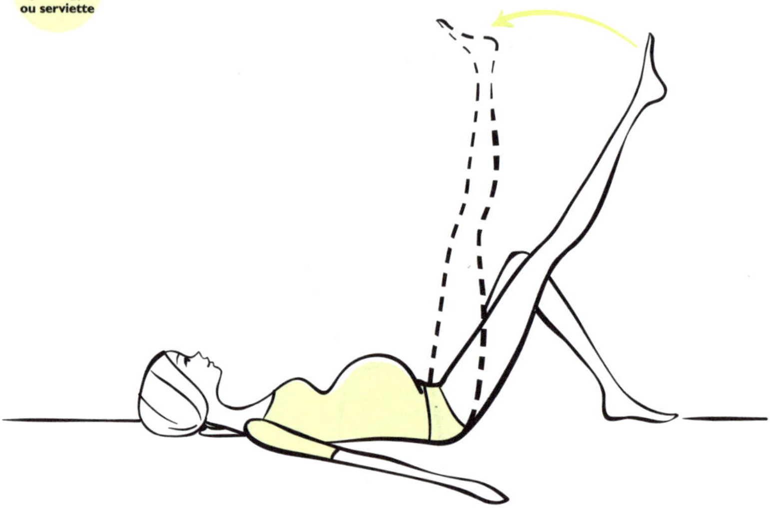

- Allongez-vous sur le dos grâce à la posture sécurisée, la colonne vertébrale étant allongée bien étirée (voir pages 44-45). En gardant les bras et le dos immobiles, expirez en tendant la jambe vers l'avant et vers le haut, puis ramenez-la à la verticale sans écraser le dos. La sangle se resserre naturellement si le dos est correctement placé. Posez le pied en inspirant. Changez de jambe et efforcez-vous de garder la jambe tendue lorsqu'elle se trouve à la verticale. Alternez la jambe droite et la jambe gauche pour 10 répétitions.
- ***Attention*** **:** pour que cet exercice vous procure de bons résultats, il est primordial de garder la colonne parfaitement immobile avec les lombaires posées, non écrasées.
- Expirez bien (par le nez ou par la bouche) durant le mouvement de la jambe afin de bien solliciter la ceinture du transverse abdominal.

## *Exercice 6* → fessiers sculptés

**2 à 4 minutes** **1 ou 2 séries pour chaque jambe**

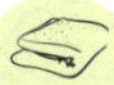

tapis de gym
ou serviette

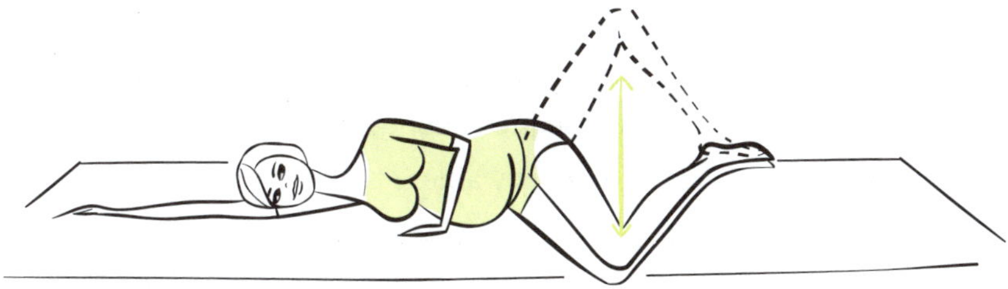

- Position allongée sur le côté (voir position du corps pages 43-44).
- Placez-vous sur le côté droit de votre hanche. Les genoux pliés sont serrés et les pieds en arrière ont les chevilles serrées également.
- Relevez le genou gauche en gardant les talons joints. Vous pouvez aussi écraser le talon gauche contre le talon droit (imaginez que les chevilles sont scotchées entre elles et que c'est difficile de lever le genou contre cette résistance, vous sentirez alors mieux le travail localisé dans le fessier).
- 10 répétitions lentes.
- Faites ensuite des ronds devant vous avec le genou. Faites-les dans le sens externe (genou gauche dans le sens contraire des aiguilles d'une montre).
- 10 répétitions lentes. Vous pouvez répéter les 2 exercices 2 fois.

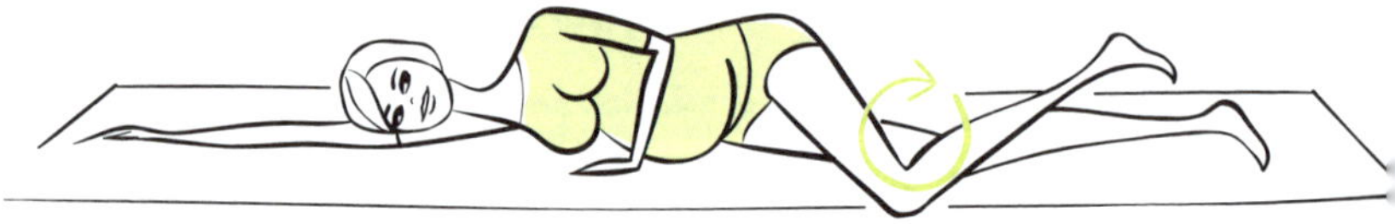

- ***Attention :*** les postures correctes sont exigeantes mais assurent un meilleur travail et, par conséquent, donnent les bons résultats.

Deux petites astuces pour vous y aider :

  - pour le 1er exercice : afin de ne pas bouger le dos ni le bassin lorsque vous levez votre cuisse, imaginez que votre corps est adossé à un mur fragile, prêt à tomber si vous poussez contre ce mur imaginaire.
  - pour le 2nd exercice : le genou effectue des ronds verticalement comme s'il y avait un mur devant vous et vous tracez des cercles dessus avec le genou. Cela vous fixera le bassin et la colonne vertébrale.

- Après cet exercice, faites l'exercice intitulé « Votre dos vous dit merci » (page suivante), avant de changer de côté.
- ***À noter :*** sur le côté gauche, les cercles avec le genou droit se feront dans le sens des aiguilles d'une montre.

## Exercice 7 → votre dos vous dit merci

**1 minute** **5 à 8 répétitions**

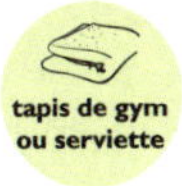


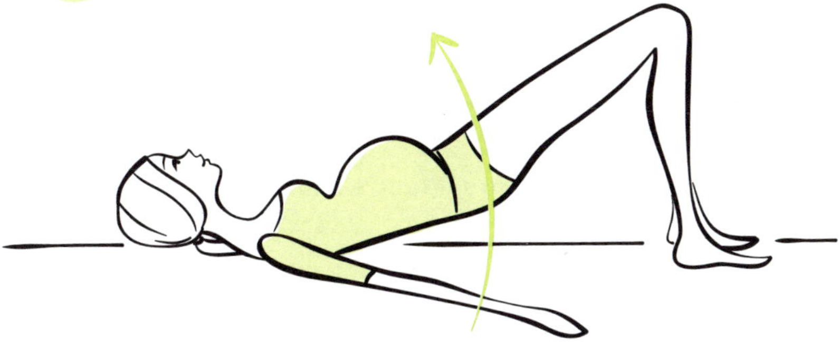

- Allongée sur le dos, à plat ou en transat (voir pages 44-45).
- Rappel : avant de commencer à vous étirer, pensez à rentrer le menton afin d'étirer la nuque, ce qui permettra d'étirer correctement toute la colonne vertébrale lors du mouvement.
- Les bras sont allongés le long du corps et les pieds sont près du bassin, parallèles.
- Avec une respiration douce (sans apnée), relevez le bassin en contractant les fessiers, puis levez les lombaires, le milieu du dos jusqu'entre les 2 omoplates. Restez le temps d'une inspir' et d'une expir' puis redescendez le dos en commençant par le haut, puis le milieu du dos, les lombaires et les fessiers. Décontractez ensuite tout le corps sur une inspir' et une expir' sans bouger les pieds. Recommencez cet exercice avec légèreté et fluidité. Observez un temps de pause avant de recommencer entre 3 et 10 fois ce mouvement si délicieux pour votre dos.
- ***L'image :*** imaginez lorsque vous descendez que vous voulez faire une belle empreinte de votre colonne vertébrale sur une pâte à modeler bien fraîche.

- ***Le plus !*** Essayez d'étirer plus la partie lombaire lorsque vous descendez les lombaires, comme si vous vouliez rapprocher les fessiers des talons.
- ***Attention :*** ne laissez pas le menton se relever, ni le cou rentrer dans les épaules. Ce « petit plus » est un soulagement des lombaires. Il faut le faire plusieurs fois avant d'en ressentir les bienfaits, car tout est subtil dans cet étirement apaisant. Ne faites pas cet exercice si votre dos est douloureux, passez à l'exercice suivant.
- Enfin, refaites l'exercice 6 sur l'autre hanche (pages 139-140).

## *Exercice 8* → périnée, transverse abdominal, adducteurs toniques

**1 à 2 minutes** **1 à 3 séries de 10 répétitions**

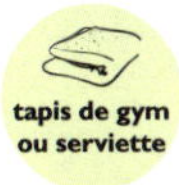


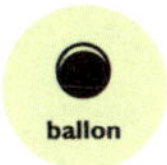


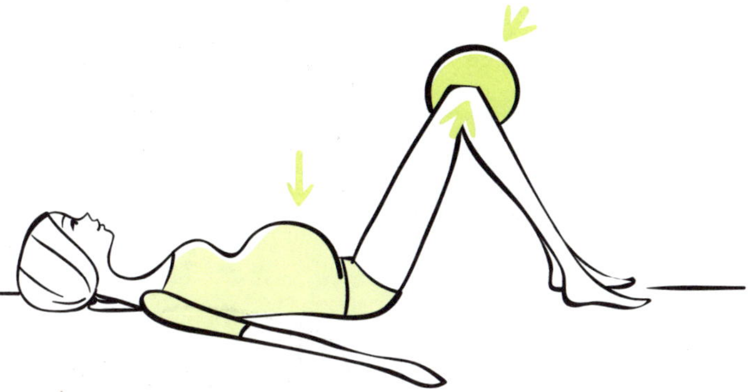

- Allongez-vous sur le dos en gardant les 2 pieds parallèles et écartés de la largeur du bassin. Rappelez-vous que le bas du dos est posé, léger, bien étiré. Les pieds n'écrasent pas le sol, ils sont simplement posés.
- Position allongée sur le dos ou en transat (voir pages 44-45).
- Placez un ballon souple ou un coussin entre les genoux. Assurez-vous que le dos est en bonne position. Le ventre est souple. Respirez calmement avant de commencer.
- À l'expir', resserrez le périnée et serrez les adducteurs sans écraser les lombaires. Rappelez-vous que le bas du dos est posé. Les pieds n'écrasent pas le sol, ils sont simplement posés.
- Expirez en contractant sur 1 à 2 secondes puis relâchez en inspirant calmement et vous pouvez observer une pause sur une inspir' et une expir'. Si vous maîtrisez la contraction du périnée et que vous sentez le travail complet de cet exercice, vous pouvez enchaîner 1 contraction sur une expir' et 1 relâchement sur une inspir'.
- 1 à 2 séries de 8 à 10 répétitions.

## *Exercice 9* → stretching du dos

**1 à 3 minutes** **5 à 8 répétitions**

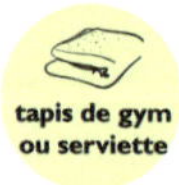


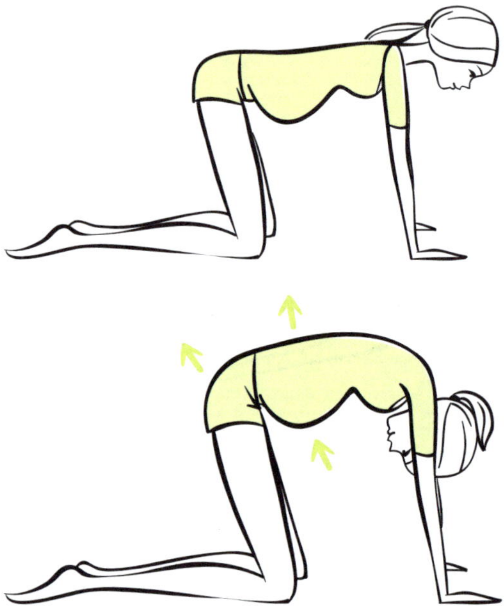

- Les mains écartées de la largeur des épaules et à l'aplomb des épaules. Les genoux en dessous du ventre en inspirant lentement par le nez, levez la tête en regardant vers le haut : votre dos se creuse naturellement. Puis expirez en abaissant la tête, le regard vers le ventre : le dos s'arrondit.
- ***Attention :*** vous pouvez repousser le dos vers le haut et vers l'arrière afin de sentir l'étirement des lombaires. 5 à 8 fois très lentement.
- Votre programme est terminé.
- Vous pourrez le faire 1 à 3 fois par semaine.
- ***Le petit plus !*** Pensez à marcher de façon régulière 10 à 20 minutes par jour.
- Une séance de 30 minutes à la piscine vous procurera aussi légèreté et massage, n'oubliez pas de vous faire plaisir.

# Notes

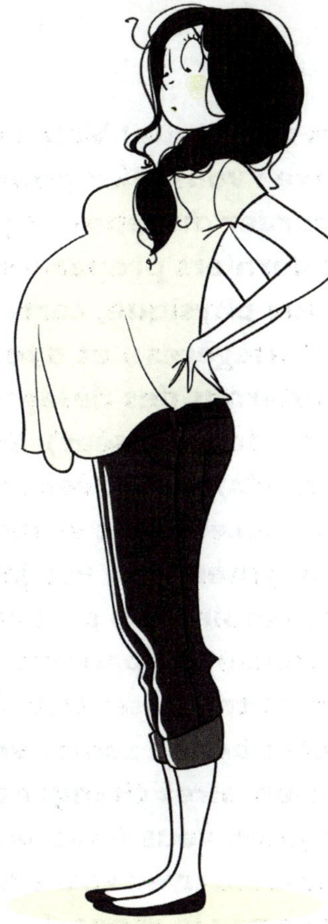

# Acte 4

## Atelier de gymnastique prénatale

### à partir du 8e mois de grossesse

**Là, on vous remarque ! Votre congé de maternité arrive : vous allez pouvoir souffler, vous accorder du repos et penser aux derniers préparatifs.**
**D'un point de vue physique, certaines femmes se sentiront « légères » et dynamiques, d'autres subiront des désagréments (fatigue, mal de dos, nausées). Votre ventre s'arrondit et s'alourdit, vos courbures vertébrales s'accentuent et les tensions musculaires augmentent, vos jambes sont lourdes, votre respiration plus rapide, mais vous êtes radieuse et épanouie à l'attente de cette rencontre. Essentiels à la vie de bébé et à votre bonne santé, vos besoins alimentaires changent.**
**D'ici quelques jours vous ferez une rencontre inoubliable… avec votre bébé !**
**Préparez-vous par le repos, la respiration et la communication avec votre bébé.**
**Le programme de gymnastique vise à détendre votre corps, à assouplir votre bassin, à préparer votre périnée, à respirer et à positiver sur cette belle aventure.**
**Du stretch et du renforcement doux vous aideront à mieux supporter le poids du ventre.**

## Bien comprendre les changements

Cette rubrique met également l'accent sur les principales évolutions physiologiques à partir du 8e mois jusqu'à l'accouchement, en s'attardant notamment sur le développement de l'utérus et des contractions utérines, dont les dernières vous annonceront que la rencontre avec votre bébé s'avère imminente ! Le repos doit faire partie de votre vocabulaire et doit s'inscrire dans votre planning.

**Le système cardio-vasculaire :** votre respiration vous semble plus rapide, plus courte. Deux raisons à ce phénomène : le diaphragme, muscle de la respiration, est placé transversalement comme un parapluie ouvert. Dans l'inspiration, il se contracte et descend, ce qui fait gonfler le ventre. Mais l'utérus, qui prend de la place en hauteur, empêche ce mouvement de s'amplifier. L'autre raison, c'est que votre cœur bat plus vite. Votre capital sanguin ayant augmenté afin de favoriser les échanges nutritifs avec votre bébé, votre cœur va devoir fournir plus d'efforts pour le véhiculer. De ce fait, votre cœur augmentera ses contractions.

**Le dos :** en raison de la progression de la grossesse, les tensions dorsales augmentent. En effet, le ventre s'alourdit et s'arrondit vers le bas et vers l'avant, et, pour ne pas tomber, vous faites une extension de votre dos (vous le redressez vers l'arrière), ce qui accentue la cambrure lombaire, siège de nombreuses douleurs.

**Le bas du ventre :** la femme enceinte vers la fin de sa grossesse va ressentir dans le bas du ventre un poids plus important à supporter (le bébé qui commence à descendre), des tiraillements et des douleurs diffuses. Ces douleurs proviennent d'un relâchement des articulations du bassin qui s'écartent un peu pour préparer le passage du bébé. Cet écartement se traduit par un étirement douloureux des ligaments.

**Les hanches :** les 2 os iliaques du bassin s'élargissent et reviendront progressivement à leur position initiale environ 1 an après la naissance.

**Le nombril :** comme la peau de l'abdomen devient très tendue, le nombril a tendance à s'étirer et à s'aplatir. Il peut même prendre du relief !

**L'utérus :** c'est la période où votre bébé (qui est un grand maintenant !) va normalement se retourner dans votre utérus pour se présenter tête en bas pour favoriser un déroulement normal de l'accouchement. L'utérus multiplie son poids au moins par 10 durant la gestation. Avant une grossesse, il n'est pas plus gros qu'une clémentine (il pèse environ 50 g). Au terme des 9 mois, il mesure environ 30 cm et pèse environ 1,5 kg. Il s'appuie sur l'estomac et, sous l'effet des hormones, le petit clapet de l'estomac reste ouvert, ce qui favorise les remontées gastriques, qui brûlent l'œsophage. C'est en position assise que cette gêne peut être le plus ressentie, voire de manière douloureuse. Il est attaché par de multiples ligaments, suspendu et placé au-dessus du vagin. L'intérieur de cette poche utérine est tapissé d'une membrane, l'endomètre, qui protège le placenta en formation. L'utérus est une jolie « cabane » dans laquelle se développe votre bébé. Il est formé d'un ensemble de fibres contractiles horizontales et verticales. Comme tout corps musculaire, la contraction a un effet de rétractation, par conséquent l'utérus se resserre, donnant l'impression qu'il devient petit, comprimé.

### N'oubliez pas de vous reposer

Un repos bien mérité est essentiel afin de rester en forme et sereine. Vous êtes dans une période où votre sommeil a tendance à être plus perturbé du fait des gênes physiques ressenties et des angoisses liées à la naissance et à votre nouveau rôle de mère.

Difficile de trouver le sommeil.

Vos nuits peuvent être plus courtes, entrecoupées de périodes d'insomnie : angoisses sur l'accouchement, sur votre vie future, mauvaises positions pour vous détendre (surtout si vous êtes habituée à dormir sur le ventre depuis toujours !), engourdissements des membres (épaules et bras, douleurs articulaires, etc.), envies de boire ou d'aller très souvent aux toilettes.

## Objectifs à atteindre

Depuis le début de votre grossesse, le périnée est de plus en plus sollicité. En fin de grossesse, il faut le préparer afin qu'il devienne souple pour s'ouvrir lors de la naissance de votre bébé. Grâce à des exercices de gym spécifiques, progressifs, de relâchement et d'étirement, votre sage-femme vous accompagnera pour cette préparation à la naissance, en cours individuels ou collectifs. Prenez rendez-vous le plus tôt possible et ne négligez pas cette étape cruciale. Elle vous permettra de comprendre et de maîtriser cette fonction du périnée. Vous serez ainsi prête lors de l'accouchement à exercer des poussées en ouvrant le périnée et non en le contractant.

## Conseils et astuces

*Du temps libre* : si vous travaillez, des horaires de travail aménagés ou plus souples vous donnent du temps libre. Si vous bénéficiez du congé de maternité (6 semaines avant la date prévue de la naissance), vous pensez que vous allez vous reposer. Paradoxalement, c'est une période euphorisante et fatigante. Vous êtes débordée de choses à faire, de matériel à acheter, la chambre à préparer, sans oublier les déjeuners avec les copines qui vont charger votre planning. N'en faites pas trop ! C'est encore une période différente de la grossesse, où bébé va se développer très vite et grossir. Par conséquent, cela vous demandera beaucoup d'énergie. Ne risquez pas de partir trop tôt pour la maternité, ménagez-vous !

*Du repos* : vous avez un sommeil léger, c'est comme si le corps se préparait déjà aux nuits agitées avec bébé !

*De jolis moments de plénitude* : ne polluez pas votre esprit avec de la lecture angoissante ou par des films effrayants. Ne vous laissez pas non plus emporter par des visions pessimistes, notamment sur ce qui va se passer. Vous risquez d'avoir peur que la fin de votre grossesse se passe mal, de souffrir, de découvrir que votre bébé a un problème. Il vous reste quelques semaines ou quelques jours avant le terme de la naissance, alors apprenez à vous reposer et à positiver. Le matin au réveil, après un déjeuner, entre 2 réunions de travail... savourez 10 minutes ou plus pour parler (à voix basse ou avec la pensée) à votre bébé : dites-lui que vous l'attendez, que vous l'aimez, qu'il n'ait pas peur, que la naissance se passera merveilleusement bien, qu'elle sera un rendez-vous inoubliable, tendre entre lui et vous. Parlez-lui aussi de son papa, de sa famille... Souriez-lui ! Concentrez-vous sur vos pensées, et si cela vous paraît difficile au début, avec l'entraînement, vous vous surprendrez à communiquer plus souvent avec votre bébé. Caressez votre ventre, c'est le caresser aussi, le réconforter, l'apaiser, communiquer avec lui. Quand il se manifeste avec un petit coup de pied, placez vite votre main à l'endroit où il a cogné et parlez-lui.

***Les muscles lombaires*** sont sous tension permanente, ***la sangle abdominale,*** déjà bien relâchée, s'étire davantage. ***Le transverse abdominal*** ne joue plus son rôle de maintien alors qu'il aide à soutenir le ventre dans certaines positions correctes du dos. Ne portez plus de charges lourdes ou un enfant en bas âge.

***Les préparatifs :*** pour ne pas être prise au dépourvue et vivre sereinement la fin de votre grossesse, pensez à préparer votre valise pour la maternité.

***Et les « petits plus »*** pour la maternité qui sont si importants :

- un sèche-cheveux pour un p'tit brushing vite fait pour les photos souvenirs ;
- quelques produits de maquillage dont les couleurs vous donneront une mine éclatante ;
- 1 ou 2 tenues pour accueillir des proches (c'est mieux que la chemise de nuit !) ;
- un ventilateur si vous accouchez en été et si la chambre n'est pas fraîche ou climatisée ;
- un appareil photo et/ou une caméra pour les souvenirs de bébé ;
- quelques biscuits ou autres compléments nutritifs (fruits secs, barres de céréales complètes..) pour les fringales loin des repas.

Pensez à acheter l'album photo, choisissez vos faire-part et la liste des personnes à qui vous les enverrez. Et le (ou les) prénom(s), déjà choisi(s) ? C'est le moment de les choisir définitivement !

# Programme très doux

**environ 20 minutes**

Si vous travaillez et qu'une gymnastique est impossible à caser dans le planning, choisissez un ou plusieurs exercices que vous pourrez faire assise ou debout à votre bureau. Durant l'expiration votre ventre se rentre naturellement, sans brutalité. Votre ventre reste souple et confortable.

## Échauffement

**environ 5 minutes**

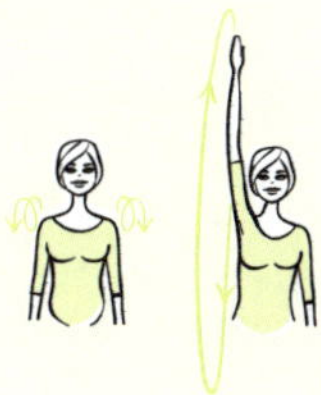

page 156

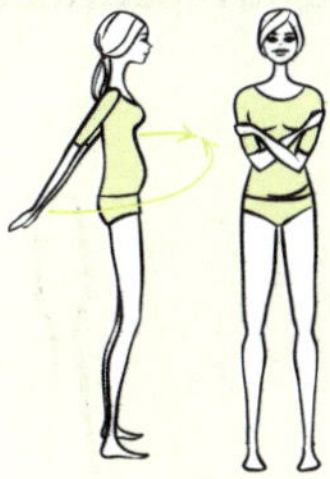

page 157

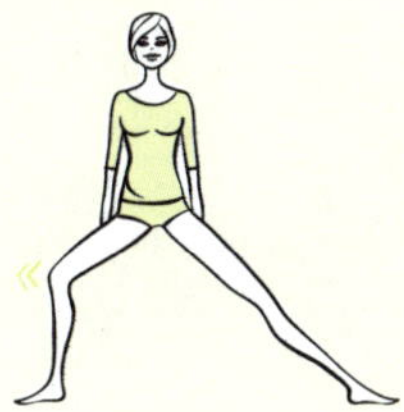

page 158

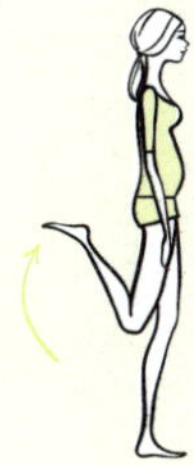

page 159

## Renforcement et assouplissement

**environ 15 minutes**

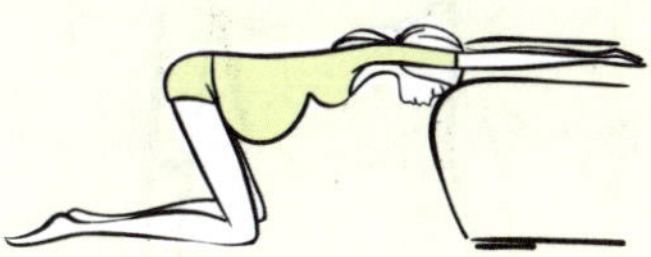

page 160

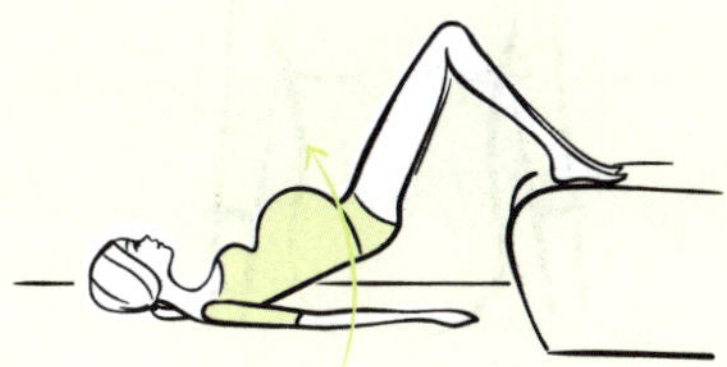

page 162

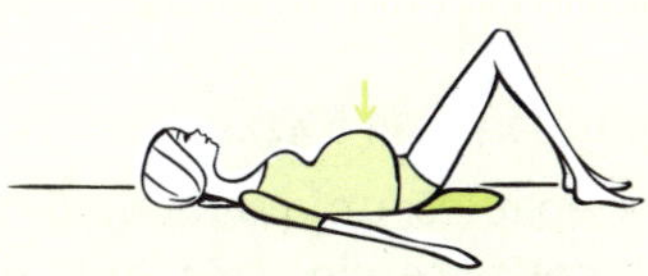

page 164

## Échauffement (confortable, souple, fluide)

### *Exercice 1* → épaules-bras

**1 minute** **2 séries de 10 répétitions**

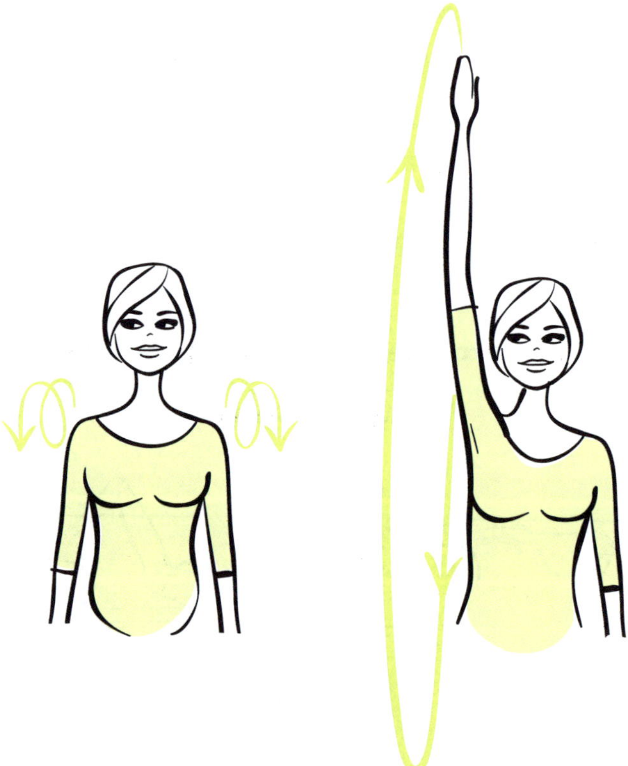

- Posture debout (voir pages 39 à 42).
- Effectuez avec les épaules uniquement (les bras restent en bas et relâchés) 10 petits cercles très lents dans un sens puis 10 dans l'autre tout en respirant amplement. Puis, levez votre bras droit et décrivez un cercle vers le haut et vers l'arrière en suivant votre main du regard. Alternez avec l'autre bras. Répétez 10 fois pour chaque côté.

## Exercice 2 → dos et poitrine

1 minute 10 répétitions

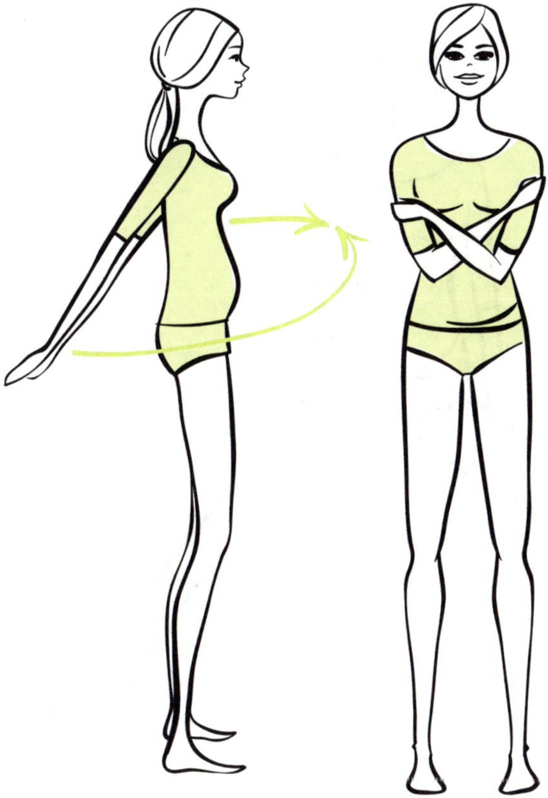

- Posture debout.
- Durant l'inspir', ouvrez vos 2 bras légèrement fléchis vers l'arrière, en gardant les épaules basses et ramenez les bras vers l'avant en expirant comme si vous vous enlaciez vous-même. Ne bougez que la cage thoracique et les bras. 10 fois.

## Exercice 3 → coordination et fluidité

**1 minute** **2 séries de 10 répétitions**

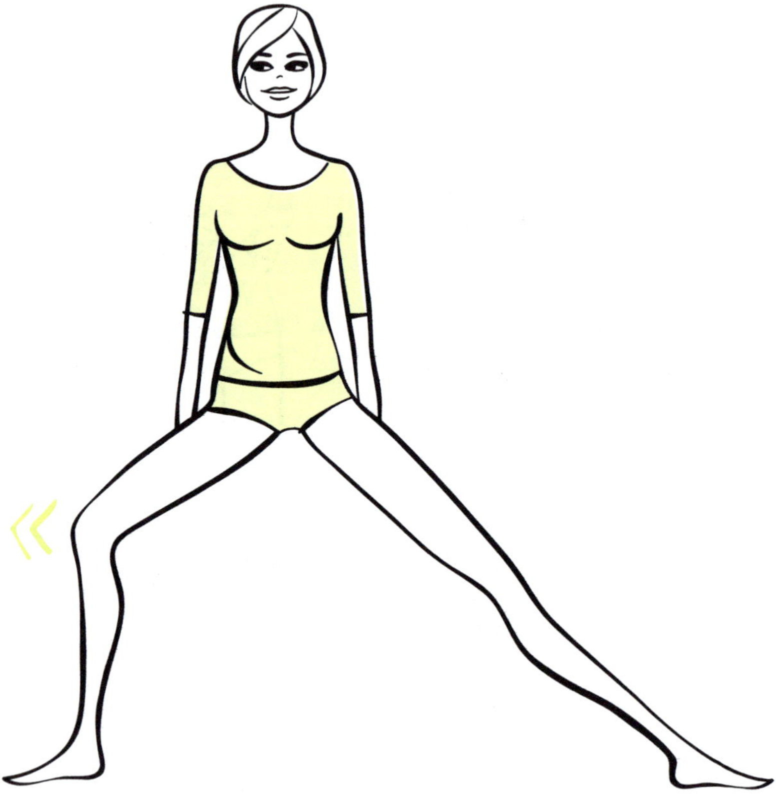

- Posture debout, pieds très espacés, pointes ouvertes.
- Tout en respirant de façon régulière, pliez le genou droit et gardez la jambe gauche tendue puis redressez et recommencez le même exercice avec l'autre jambe. Travaillez de façon confortable et décontractée, respirez de façon régulière et gardez le ventre souple. 10 répétitions d'un côté et 10 de l'autre.
- *Attention* : le bassin bouge confortablement.

## *Exercice 4* → talons-fesses

**1 minute** **2 séries de 10 répétitions**

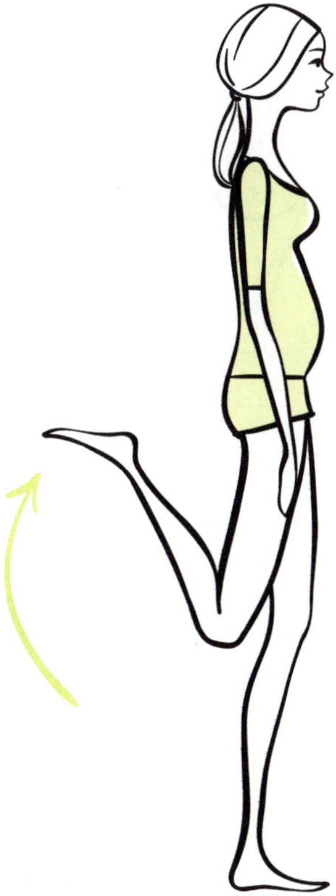

- Posture debout, le dos droit.
- En alternant le pied droit et le pied gauche pour 2 séries de 10 répétitions, pliez le genou en rapprochant le talon de la fesse sans forcer.
- Vous pouvez alterner l'exercice 3 avec l'exercice 4 afin de mélanger les mouvements.

## Renforcement et assouplissement

### *Exercice 1* → assouplissement du dos

**1 à 2 minutes**

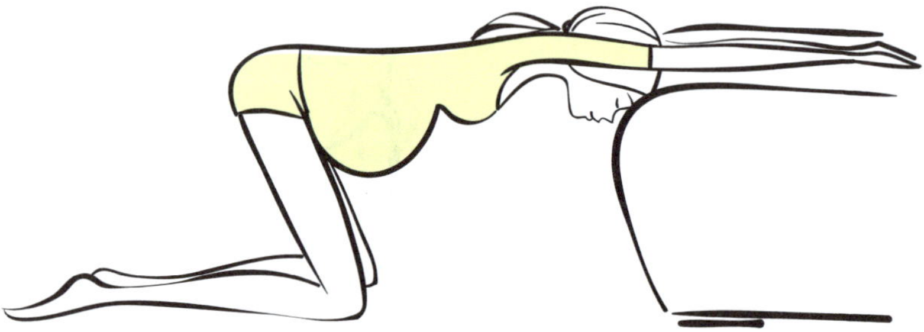

- En appui sur les genoux écartés pour laisser place au ventre, les mains et les avant-bras sur l'assise d'un canapé ou le bord d'un lit.
- Avancez sur le support afin de soulager le dos et laissez le bassin loin derrière. Évitez trop de cambrure et poussez les fesses vers l'arrière sans laisser les mains glisser vers vous, les coudes posés, le front aussi.
- Une fois la position ressentie comme un soulagement (à vous d'ajuster les appuis), prenez 1 à 2 minutes pour respirer calmement par le nez (ou par la bouche, si c'est plus facile). Relaxez-vous et ressentez l'étirement.

## Étirements et soulagement !

Nous n'avons pas le réflexe de bâiller la bouche grande ouverte parce que nous avons appris à le faire discrètement. S'étirer de tout son long quand bon nous semble n'est pas non plus dans nos habitudes. Pourtant notre corps nous demande sans cesse de nous étirer afin de nous libérer des tensions, pour nous détendre. Notre mode de vie moderne est stressant : nous faisons ou nous voulons faire de plus en plus de choses dans une journée, les faire vite et bien ! Nous stressons notre corps, qui se tend, se raidit. Le besoin de l'étirer est instinctif, comme le font les animaux, mais nous ne nous le permettons pas (imaginez-vous sur un trottoir faisant un assouplissement du dos !), nous préférons prendre un café à une terrasse pour nous détendre ou prendre des médicaments contre le stress... Le stretching ne guérit pas tous les maux. Le yoga propose respirations, postures et méditation qui apaisent l'esprit et le corps, c'est une discipline riche et complète, subtile et relaxante. Depuis 30 ans je dis à mes élèves que la première qualité physique est la souplesse ! Être souple, c'est être mobile et solide. S'étirer, c'est d'abord se relâcher... Afin de libérer les tensions dans le dos durant la grossesse, ajustez à votre façon les positions des exercices cités dans les programmes, trouvez VOTRE posture, celle qui vous délasse, vous soulage. Ne forcez pas l'étirement, progressivement vos muscles vont s'adapter à l'exercice, respirez calmement en recherchant le relâchement. Fermez les yeux afin de mieux vous concentrer, de mieux savourer les sensations.

## Exercice 2 → dos soulagé et étiré

**1 à 2 minutes** **5 à 10 répétitions**

tapis de gym ou serviette

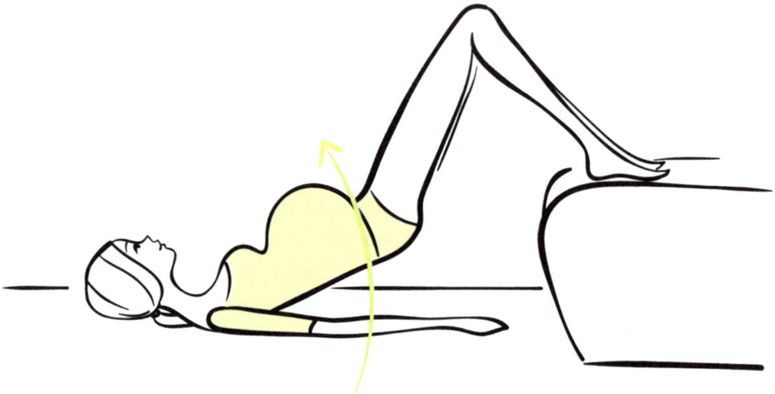

- Position allongée sur le dos (voir placement du corps pages 44-45).
- Placez le tapis près de votre lit (ou d'un canapé). Gardez près de vous un coussin plat que vous plierez en deux si nécessaire ou roulez une serviette de toilette préalablement pliée en deux. Elle sera placée si besoin sous le bas des fesses afin de surélever le bassin. Vous ressentirez le confort de ce « petit plus ». Gardez aussi à portée de main une couverture qui vous réchauffera si vous décidez après cet exercice de terminer la séance par un petit somme. Aussi, un autre coussin pourra être placé sous la tête pour la surélever un peu. C'est une position très confortable si, enceinte, vous supportez d'être allongée sur le dos. Sinon, allongée sur le côté, le repos peut être relaxant aussi. Retrouvez les positions confortables pour se relaxer sur le côté pages 43-44.
- Allongez-vous sur le côté et roulez sur le dos. Posez un pied puis l'autre (jamais les deux en même temps sinon vous solliciterez les « mauvais abdos », qui feront « pointer » le ventre vers

le haut, ce qui est inconfortable (voir les bons abdos de la grossesse, pages 18 à 23). Le dos est posé, la nuque doit être étirée, pour cela vous rentrez le menton. Les bras tendus le long du corps aideront à la stabilisation du corps lors de la montée et de la descente du bassin.

- En respirant calmement, remontez le bassin en contractant les fessiers puis relevez les lombaires et le milieu du dos. Restez en pont quelques secondes (le temps d'une inspir' et d'une expir'). Redescendez tranquillement avec fluidité et décontraction votre colonne en replaçant d'abord le milieu puis le bas du dos et le bassin. Observez 30 secondes de détente totale et recommencez. Vous pouvez mettre un coussin plat sous la pointe des fesses quand vous reposez le bassin, c'est plus relaxant.
- Cet exercice mobilisera votre colonne vertébrale et soulagera les muscles qui s'y attachent. Néanmoins, il peut être difficile à faire, alors si votre dos est douloureux, ne le faites pas.
- Faites cet assouplissement lentement 5 à 10 fois.
- Cet exercice seul peut se faire le soir avant de se coucher. Il peut aussi être exécuté dans votre lit (sans relever les pieds) même si celui-ci est mou en comparaison avec le sol.

## *Exercice 3* → souffle et périnée maîtrisés

**2 à 3 minutes** **1 répétition**

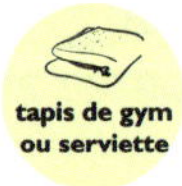


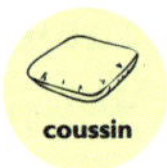


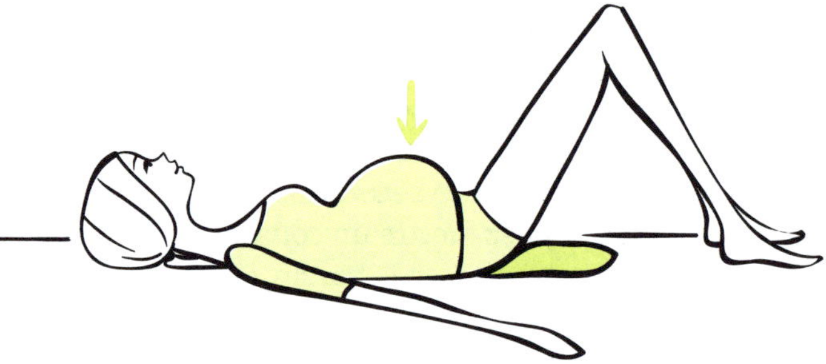

- Position allongée (voir placement du corps pages 44-45).
- Avant de vous allonger, placez votre tapis avec plus ou moins de coussins sous le bassin et/ou les épaules et la tête (voir page 45).
- Aussi, faites une fois le pont sur les épaules avec les pieds au sol (voir page 45) afin de bien étirer la colonne vertébrale tout en étirant les muscles du dos. N'oubliez pas qu'un petit coussin plié en deux ou une serviette roulée peut placer votre bassin dans une posture confortable, vous tirerez alors tous les bénéfices d'une position relaxante.
- Si vous voulez relever les jambes afin d'activer le retour veineux, vous pouvez les poser sur une chaise en veillant à ce que les genoux soient à 45° au-dessus des hanches (voire au-dessus du ventre).
- Si vous préférez la position transat, posez plusieurs coussins sous le buste (voir page 45).
- Commencez lorsque le ventre est souple, vous êtes détendue.
- Au travail ! Expirez et inspirez plusieurs fois lentement par le nez ou par la bouche.

- Sans vous occuper de la respiration, qui reste fluide et lente, amusez-vous à contracter plusieurs fois le périnée afin de vérifier qu'il est bien « connecté ».
- Rappelez-vous le tic-tac (voir exercice pages 48-49).
- Expirez en resserrant le périnée, le ventre doit être souple, la colonne ne doit pas pousser dans le sol, les cuisses sont détendues. Tout votre corps est relaxé sauf le périnée, qui se contracte 1 à 2 secondes lorsque vous soufflez.
- Vous pouvez alterner cet exercice avec une respiration complète (1 inspir' et 1 expir') pour vous détendre davantage. Puis recommencez durant 2 à 3 minutes ce travail de concentration et de maîtrise. Il vous sera utile après la naissance.
- Vous pourrez pratiquer cet exercice le soir dans votre lit ou le matin au réveil.

## Exercice 4 → relaxation

**5 minutes**

- Tout est beau, vous êtes détendue, sereine, votre bébé va bien. Il n'y a pas de meilleure position que celle qu'on préfère !
- Choisissez la vôtre sur le sol, dans le canapé, un hamac, un bain... Avant de vous installer, éteignez votre téléphone, mettez de la musique, celle qui vous fait vibrer, celle qui vous donne des frissons d'émotion. Prenez une couverture et enveloppez-vous dedans. Tous les deux, bien au chaud.
- Fermez les yeux et savourez, vous et votre bébé, cet état de bien-être agréable, voluptueux qu'est la relaxation ! Faites la sieste si votre corps vous le demande.
- Parlez à votre bébé par la pensée, parlez-lui de votre vie passée, de votre vie future avec lui, de la famille que vous allez fonder. Imaginez une belle naissance et rassurez-le. Laissez votre imagination faire de jolies choses positives. Respirez tous les deux, vous êtes bien et tout va bien.

### « Sankalpa », l'intention fondamentale positive

Pratiquez dès que vous le pouvez dans un endroit calme, posez les mains sur votre ventre et fermez les yeux en répétant 3 fois lentement et avec tout votre cœur une phrase que vous formulez au présent et qui a du sens pour votre bébé ou pour vous deux. Si vous n'en avez pas, je vous suggère 2 exemples de *sankalpa* :

« Chaque jour, mon bébé va bien, je vais bien »

ou

« J'ai confiance en mon corps, mon bébé est protégé, je vais bien »

# Notes

## Programme doux

**environ 30 minutes**

Si vous disposez d'un peu de temps le matin ou le soir, faites ce programme, sans vous presser. Prenez soin d'écoutez votre corps. Si un seul exercice vous suffit pour la journée, alors choisissez un assouplissement du dos ou de la relaxation en musique. Ne forcez pas. Si vous préférez être au sol, ne restez pas toujours allongée sur le dos, variez les postures ou préférez la position transat. Ne faites pas l'erreur avec le renforcement de la gaine abdominale : il ne s'agit pas de réduire la taille ni de croire que plus la ceinture abdominale est resserrée avant et plus belle et plus fine elle sera après la naissance de votre bébé. Durant l'expiration, votre ventre se rentre naturellement, sans brutalité. Votre ventre reste souple et confortable.

# Échauffement

**environ 5 minutes**

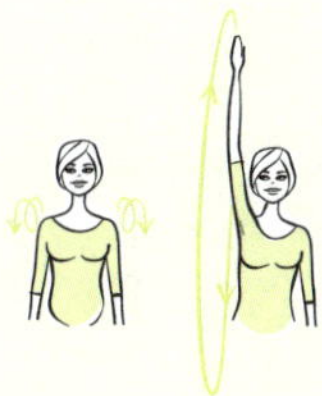

page 170

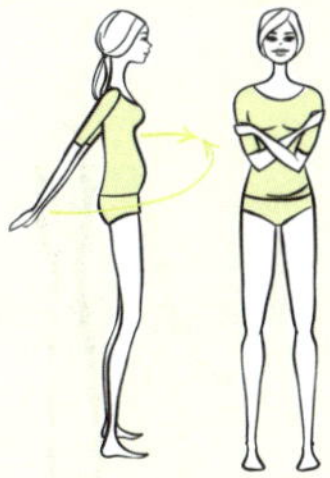

page 171

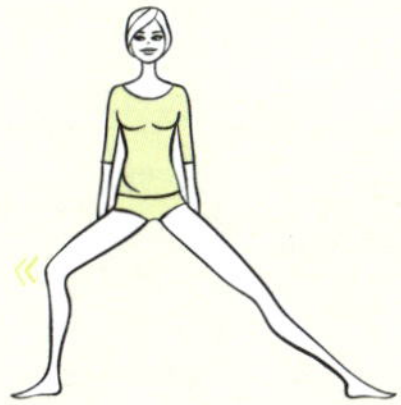

page 172

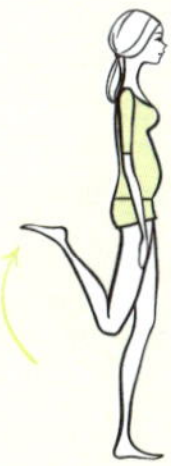

page 173

# Renforcement et assouplissement

**environ 25 minutes**

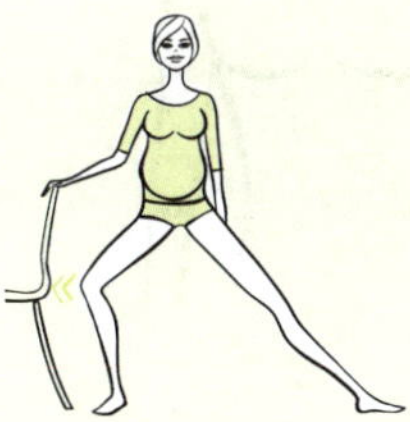

page 174

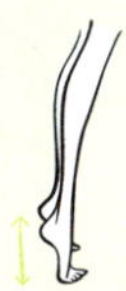

page 175

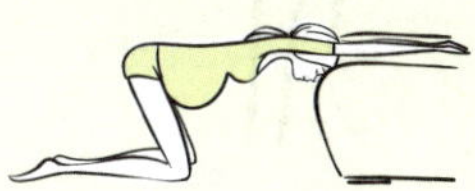

page 176

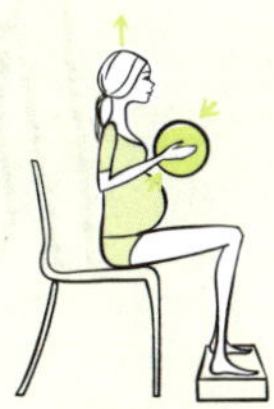

page 177

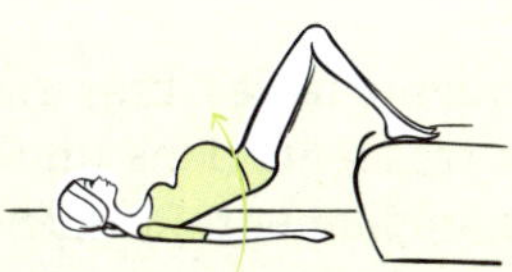

page 178

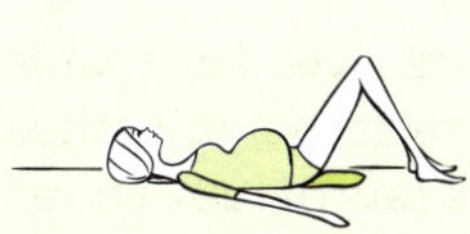

page 180

## **Échauffement** (confortable, souple, fluide)

### *Exercice 1* → **épaules-bras**

**1 minute** **2 séries de 10 répétitions**

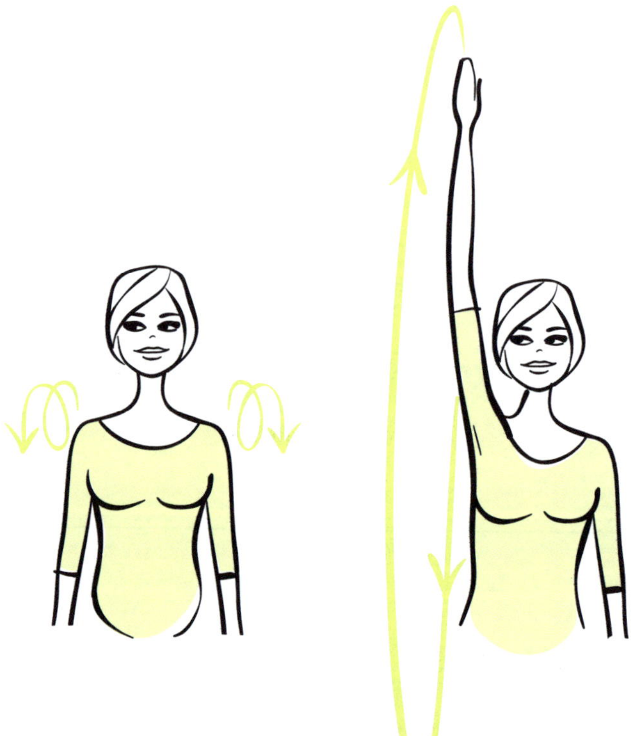

- Posture debout (voir pages 39 à 42).
- Effectuez avec les épaules uniquement (les bras restent en bas et relâchés) 10 petits cercles très lents dans un sens puis 10 dans l'autre tout en respirant amplement. Puis, levez votre bras droit et décrivez un cercle vers le haut et vers l'arrière en suivant votre main du regard. Alternez avec l'autre bras. Répétez 10 fois pour chaque côté.

## *Exercice 2* → **dos et poitrine**

**1 minute** **10 répétitions**

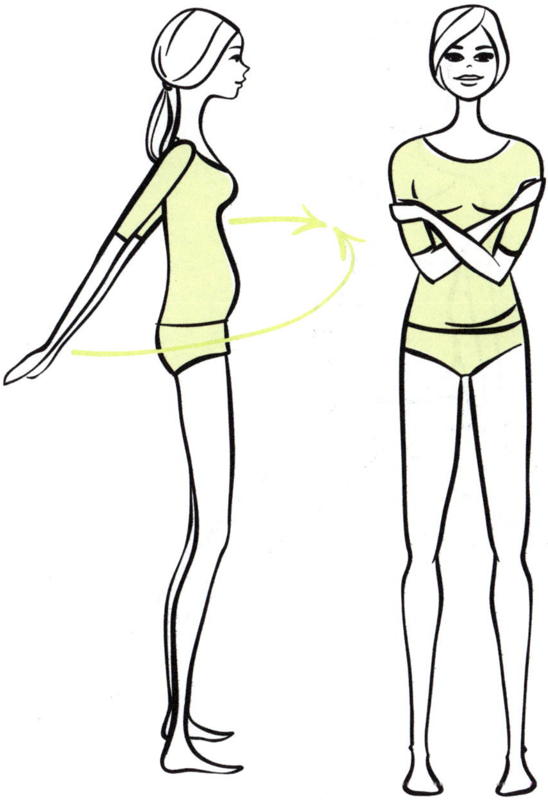

- Posture debout.
- Durant l'inspir', ouvrez vos 2 bras légèrement fléchis vers l'arrière, en gardant les épaules basses et ramenez les bras vers l'avant en expirant comme si vous vous enlaciez vous-même. Ne bougez que la cage thoracique et les bras. 10 fois.

## *Exercice* 3 → coordination et fluidité

**1 minute** **2 séries de 10 répétitions**

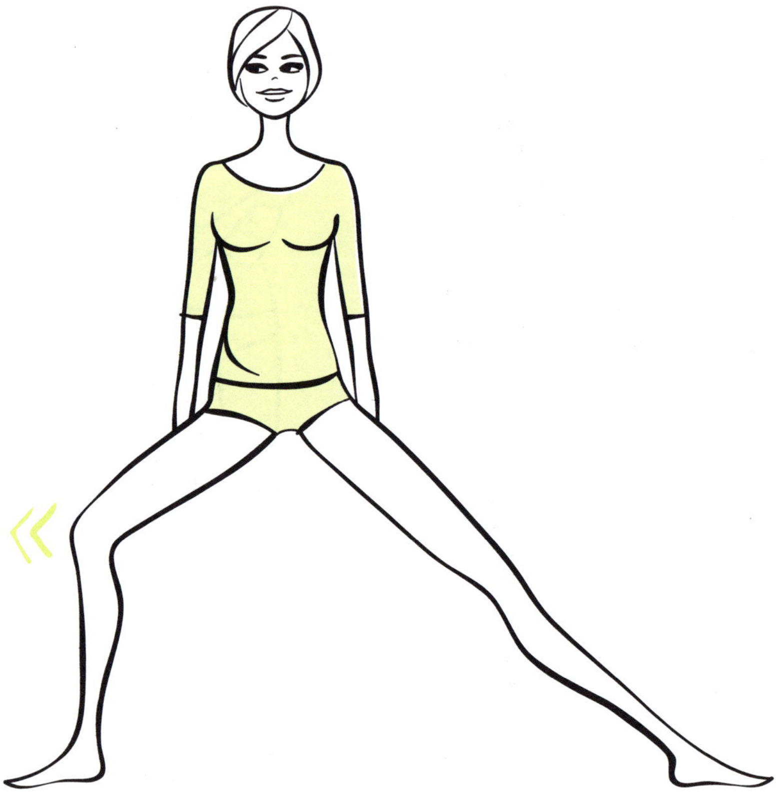

- Posture debout, pieds très espacés, pointes ouvertes.
- Tout en respirant de façon régulière, pliez le genou droit et gardez la jambe gauche tendue puis redressez et recommencez le même exercice avec l'autre jambe. Travaillez de façon confortable et décontractée, respirez de façon régulière et gardez le ventre souple. 10 répétitions d'un côté et 10 de l'autre.

## *Exercice 4* → talons-fesses

**1 minute** **2 séries de 10 répétitions**

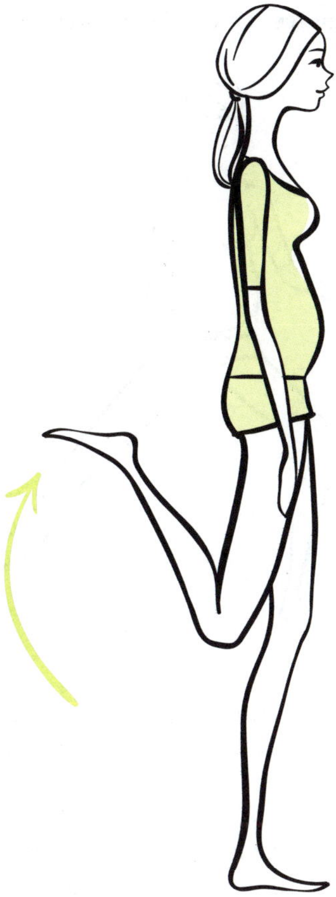

- Posture debout, le dos droit.
- En alternant le pied droit et le pied gauche pour 2 séries de 10 répétitions, pliez le genou en rapprochant le talon de la fesse sans forcer.
- Tenez-vous à un dossier de chaise si vous perdez l'équilibre.

## Renforcement et assouplissement

### *Exercice 1* → mobilité des hanches et tonification des cuisses

**2 minutes** **1 à 2 séries de 10 répétitions**

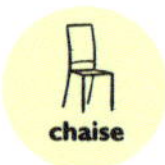


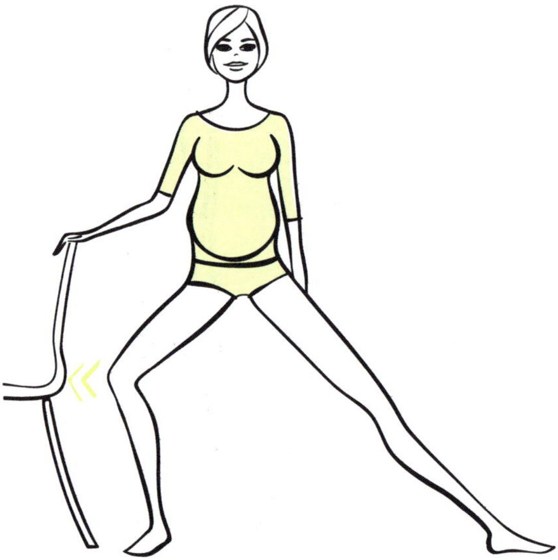

- Position debout.
- Les pieds sont suffisamment écartés (1 m environ). Afin de garder l'équilibre et de sécuriser l'exercice, tenez le dossier d'une chaise.
- Les pieds sont ouverts en position « 10 h 10 ».
- En inspirant, fléchissez le genou gauche en ouvrant la hanche et tenez la posture le temps d'une expir' et d'une inspir' puis changez de côté. L'autre jambe est tendue. Expirez en tendant la jambe. Recommencez avec le genou droit.
- Alternez la jambe gauche et droite.
- 1 ou 2 séries de 10 répétitions (5 à gauche et 5 à droite).
- ***Attention*** : votre dos ne doit pas se cambrer et votre ventre reste souple. Aucune gêne dans le bas du ventre ou dans l'aine pour cet exercice.

## Exercice 2 → équilibre et circulation

**2 minutes** **2 séries de 10 répétitions**

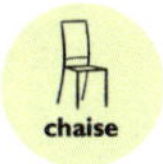


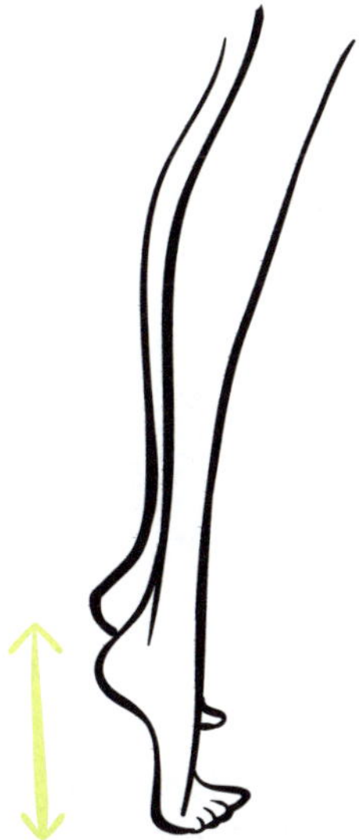

- Posture debout (voir placement du corps pages 39 à 42).

2 exercices à alterner :

  - Chevilles renforcées. Les pieds sont parallèles pour une série de 10. Ils sont en « V » talons serrés, pointes ouvertes pour une série de 10.
  - Contractez les mollets pour remonter sur la pointe des pieds. Reposez pour relâcher. Ne cambrez pas votre dos.

- Pour détendre les chevilles et les mollets, alternez cet exercice avec celui des talons-fesses (page 172).

## Exercice 3 → assouplissement du dos

**1 à 2 minutes**

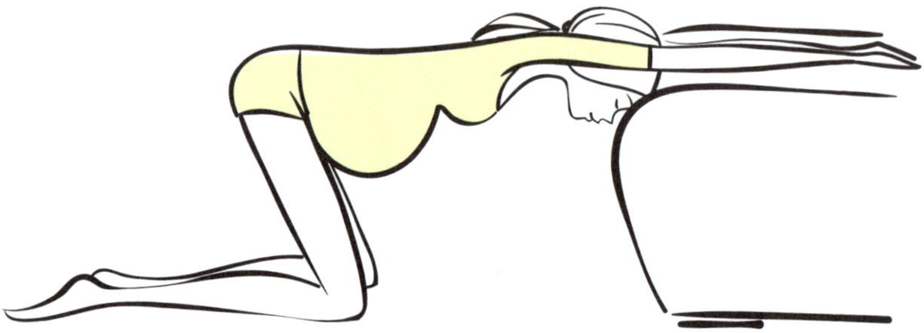

- En appui sur les genoux, les mains et les avant-bras sur l'assise d'un canapé ou sur le bord d'un lit. Les genoux écartés de la largeur du bassin.
- Avancez sur le support afin de soulager le dos et laissez le bassin loin derrière. Évitez trop de cambrure et poussez les fesses vers l'arrière sans laisser les mains glisser vers vous (les coudes et la tête aussi).
- Une fois la position ressentie comme un soulagement (à vous d'ajuster les appuis), prenez 1 à 2 minutes pour respirer calmement par le nez (ou par la bouche, si c'est plus facile). Relaxez-vous, savourez et ressentez les étirements agréables.

# *Exercice 4* → bras et poitrine toniques

**1 à 2 minutes** **1 à 2 séries de 8 répétitions**

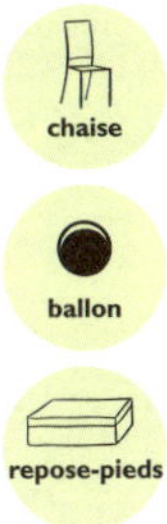


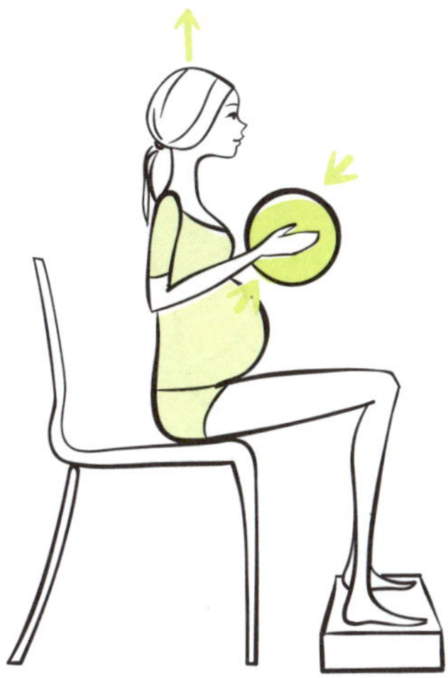

- Assise sur le bord d'une chaise, avec un support sous les pieds (si besoin), vos genoux ne doivent pas être trop hauts mais à hauteur de vos hanches, sinon vous risquez d'arrondir le bas du dos (voir le placement du corps pages 42-43).
- Le dos s'étire toujours vers le haut, la nuque s'allonge aussi avec le menton rentré. Le ventre est souple dans une respiration douce.
- Levez les bras, les coudes à hauteur de la poitrine, les épaules basses. Le ballon ou les coussins entre les paumes des mains.
- À l'expir', resserrez le périnée en pressant le ballon. Il faut absolument garder le dos redressé, le ventre peut se resserrer naturellement dans l'expir'. Relâchez le ballon sur les cuisses pour inspirer, le périnée est détendu, mais le dos reste droit !
- 1 à 2 séries de 8 répétitions.
- ***Attention :*** la position du dos est importante et la hauteur de vos genoux en dépend (voir la position assise pages 42-43).

## *Exercice* 5 → **dos soulagé et étiré**

**1 à 2 minutes** **5 à 10 répétitions**

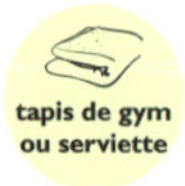


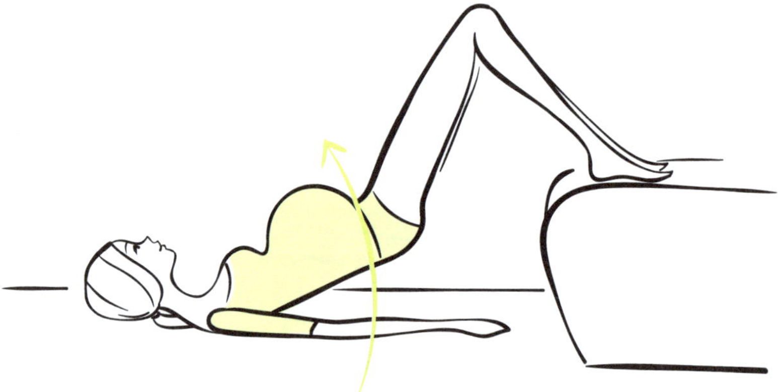

- Position allongée sur le dos (voir placement du corps pages 44-45).
- Placez le tapis près de votre lit (ou d'un canapé). Gardez près de vous un coussin plat que vous plierez en deux si nécessaire ou roulez une serviette de toilette préalablement pliée en deux. Elle sera placée si besoin sous le bas des fesses afin de surélever le bassin. Vous ressentirez le confort de ce « petit plus ». Gardez aussi à portée de main une couverture qui vous réchauffera si vous décidez après cet exercice de terminer la séance par un petit somme. Aussi, un autre coussin pourra être placé sous la tête pour la surélever un peu. C'est une position très confortable si, enceinte, vous supportez d'être allongée sur le dos. Sinon, allongée sur le côté, le repos peut être relaxant aussi. Retrouvez les positions confortables pour se relaxer sur le côté, pages 43-44.
- Allongez-vous sur le côté et roulez sur le dos. Posez un pied puis l'autre (jamais les deux en même temps sinon vous solliciterez les « mauvais abdos », qui feront « pointer » le ventre vers

le haut (voir les bons abdos de la grossesse pages 18 à 23). Le dos est posé, la nuque doit être étirée, pour cela vous rentrez le menton. Les bras tendus le long du corps aideront à la stabilisation du corps lors de la montée et de la descente.

- En respirant calmement, remontez le bassin en contractant les fessiers puis relevez les lombaires et le milieu du dos. Restez en pont quelques secondes (le temps d'une inspir' et d'une expir'). Redescendez tranquillement avec fluidité et décontraction votre colonne en replaçant d'abord le milieu puis le bas du dos et le bassin. Observez 30 secondes de détente totale et recommencez. Vous pouvez placer un coussin plat sous la pointe des fesses pour un meilleur confort lorsque vous reposez le bassin.
- Cet exercice mobilisera votre colonne vertébrale et soulagera les muscles qui s'y attachent.
- Faites cet assouplissement lentement 5 à 10 fois.
- Cet exercice seul peut se faire le soir avant de se coucher. Il peut aussi être exécuté dans votre lit même si celui-ci est mou en comparaison avec le sol. Néanmoins, il peut être difficile à faire en fin de grossesse ; si votre dos est déjà raide ou douloureux, ne le faites pas.

## Exercice 6 → souffle et périnée maîtrisés

**2 à 3 minutes** **10 à 20 répétitions**

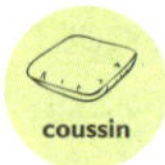


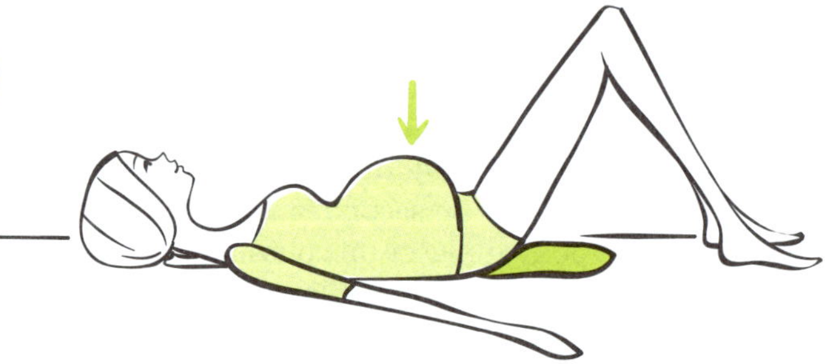

- Position allongée (voir placement du corps pages 44-45).
- Avant de vous allonger, placez votre tapis avec plus ou moins de coussins sous le bassin et/ou les épaules et la tête (voir les positions transat page 45).
- Aussi, faites une fois le pont sur les épaules avec les pieds au sol (voir page 45) afin de bien étirer la colonne vertébrale tout en étirant les muscles du dos. N'oubliez pas qu'un petit coussin plié en deux ou une serviette roulée peut placer votre bassin dans une posture confortable, vous tirerez alors tous les bénéfices d'une position relaxante.
- Si vous voulez relever les jambes afin d'activer le retour veineux, vous pouvez poser les jambes sur une chaise en veillant à ce que les genoux soient à 45° au-dessus des hanches.
- Si vous préférez la position transat, posez plusieurs coussins sous le buste (voir page 45).
- Commencez lorsque le ventre est souple, vous êtes détendue.
- Au travail ! Les yeux fermés, respirez plusieurs fois lentement par le nez ou par la bouche.
- Sans vous occuper de la respiration, qui reste fluide et lente, amusez-vous à contracter plusieurs fois le périnée afin de véri-

fier qu'il est bien « connecté ». Plus facile à faire allongée que debout !

- Rappelez-vous le tic-tac (voir exercice pages 48-49).
- Expirez en resserrant le périnée, le ventre doit être souple, la colonne ne doit pas pousser dans le sol, les cuisses sont détendues. Tout votre corps est relaxé sauf le périnée, qui se contracte 1 à 2 secondes lorsque vous soufflez.
- Vous pouvez alterner cet exercice avec une respiration complète (1 inspir' et 1 expir') pour vous détendre davantage. Puis recommencez durant 2 à 3 minutes ce travail de concentration et de maîtrise. Il vous sera utile après la naissance.
- Vous pourrez pratiquer cet exercice le soir dans votre lit ou le matin au réveil.

## Exercice 7 → relaxation

**5 minutes**

- Tout est beau, vous êtes détendue, sereine, votre bébé va bien. Il n'y a pas de meilleure position que celle qu'on préfère !
- Choisissez la vôtre sur le sol, dans le canapé, un hamac, un bain... Avant de vous installer, éteignez votre téléphone, mettez de la musique, celle qui vous fait vibrer, celle qui vous donne des frissons d'émotion. Prenez une couverture et enveloppez-vous dedans. Tous les deux, bien au chaud.
- Fermez les yeux et savourez, vous et votre bébé, cet état de bien-être agréable, voluptueux qu'est la relaxation ! Faites la sieste si votre corps vous le demande.
- Parlez à votre bébé par la pensée, parlez-lui de votre vie passée, de votre vie future avec lui, de la famille que vous allez fonder. Imaginez une belle naissance et rassurez-le. Laissez votre imagination faire de jolies choses positives. Respirez tous les deux, vous êtes bien et tout va bien.

### La naissance, une belle coordination « bébé-maman-médecin » !

Au moment venu, lors de l'accouchement, les sages-femmes s'affaireront à tout préparer pour que vous soyez prête à accompagner l'arrivée de votre (ou vos) bébé(s).

Restez tranquille et positivez en vous disant que vous n'êtes pas dans la brousse : que l'accouchement soit spontané ou déclenché, les femmes ont la chance de vivre leur maternité dans un monde médicalisé où le suivi de leur grossesse est complet et pointu. C'est plutôt rassurant, sauf peut-être si c'est une « première fois » et vous êtes un peu stressée, c'est normal. Si c'est le cas, restez zen, dites-vous que tout est prévu pour que tout se passe bien, que cet événement magique soit la plus extraordinaire expérience de votre vie. Et le papa sera peut-être là pour vous accompagner dans cette aventure.

# Notes

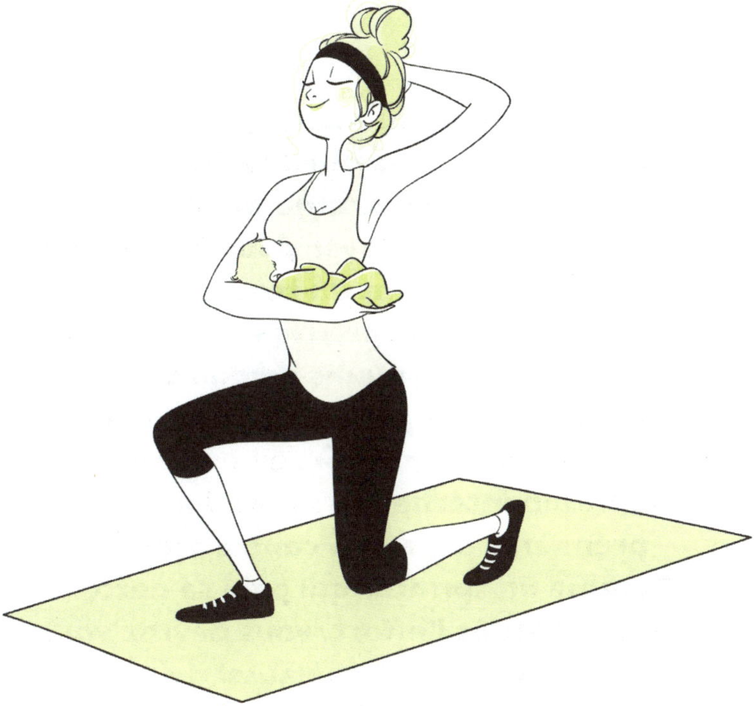

# Acte 5

## Atelier de gymnastique postnatale

**Mettre un enfant au monde, même dans un environnement surmédicalisé, est une épreuve de marathonienne !**
**Tant d'énergie à déployer pour faire naître votre enfant : il faut du temps pour se remettre de cette épreuve merveilleuse et aussi plus ou moins douloureuse.**
**L'accouchement par voie basse ou par césarienne n'enlève pas toute l'extraordinaire préparation interne qui se produit dès les premières « vraies » contractions.**
**Comme un sprinter qui paie sa dette d'oxygène après l'effort, vous devrez vous remettre et votre bébé aussi de cette aventure, si belle soit-elle...**
**Le programme postnatal vous propose dans un premier temps la correction posturale et le renforcement périnéal et abdominal. Plus tard, une gymnastique complète et spécifique afin de retrouver énergie, force et souplesse.**

# Bien comprendre les changements

Dans la période qui suivra l'accouchement et pendant plusieurs semaines, vous ressentirez des moments de grande fatigue en raison des bouleversements hormonaux et de votre nouveau mode de vie avec votre bébé.

L'après-naissance s'avère être également une période de changements divers pour le corps de la jeune maman.

## Les principaux types de changements :

- *hormonaux* : en général, vous ressentez une grande fatigue et votre sommeil est perturbé du fait des modifications hormonales, d'un nouveau rythme de vie pour s'occuper du bébé et éventuellement de l'allaitement.
- *physiologiques* : le volume sanguin dans votre corps revient à son niveau initial. Ce phénomène est accentué en cas d'arrêt de l'allaitement, dans la mesure où le lait est fabriqué à partir du sang. Vos carences nutritives vont s'accroître (vitamines, sels minéraux et oligoéléments), par rapport à la période précédente. Vos courbures vertébrales sont toujours aussi exagérées en raison du bassin qui a sûrement besoin de plus ou moins de temps pour retrouver sa position initiale. La ceinture, ainsi que tout le reste du corps, est relâchée. Le périnée a sûrement beaucoup souffert lors du passage de votre bébé, ou une césarienne ajoute une autre difficulté à votre « récupération ». Le haut du corps est aussi relâché mais également arrondi : les différents soins que vous apportez à votre nourrisson vous obligent à vous baisser, à voûter votre dos ou à le tasser (le bain, l'allaitement ou le biberon, le portage, le change...).
- *esthétiques* : pour des raisons hormonales et d'état de santé général, votre peau est plus terne, vous constatez une perte importante de vos cheveux. La chute se fait habituellement au retour de couches (réapparition des règles) pendant une période limitée.

Après l'accouchement, votre corps est abîmé, fatigué.

## Le périnée

Lors de la naissance de votre bébé par la voie naturelle, votre périnée a été plus ou moins sollicité selon la présentation de votre bébé, son volume, la position de votre corps lors de l'accouchement et la manière avec laquelle vous avez travaillé pour l'expulser. Une région du corps abîmée, déchirée ou coupée : pauvre périnée ! Certains accoucheurs privilégient l'épisiotomie pour agrandir le périmètre de passage alors que d'autres aujourd'hui laissent le périnée se déchirer naturellement. Recousu de quelques points, votre périnée, très sensible durant quelques semaines, va reprendre son rôle initial. Avec quelques séances de rééducation chez le kiné-urologue, il retrouvera tonicité et souplesse.

### Mon expérience

Je voulais une naissance par voie basse, mais je me suis préparée psychologiquement à subir une césarienne, en me disant que ce serait une « belle issue de secours » en cas de problème, que mon bébé naîtrait en toute sécurité et sans souffrance... Le jour du terme, je voulais être l'actrice de sa naissance et non une spectatrice, il y aurait de l'action, j'étais entraînée, j'étais prête !

Je suis maman de 3 enfants et j'ai toujours pensé que 9 mois n'étaient pas assez longs tellement j'aimais être enceinte. Mes 3 enfants sont nés à terme par voie basse. Pour leur naissance, il m'a fallu du souffle, beaucoup de courage et de force. Je n'ai eu que 1 ou 2 points d'épisiotomie. J'étais presque en position assise pour attraper (avec l'aide des sages-femmes) mes bébés, pour les « extraire de moi ». Ce furent des moments inoubliables.

### La sangle abdominale

Qui n'a pas ressenti cette impression d'être encore enceinte après la naissance tellement le ventre est volumineux ! Pas d'inquiétude, c'est normal et il va heureusement disparaître peu à peu et encore plus vite si vous vous tenez bien au quotidien et si vous tenez compte de quelques exercices à faire (avec ou sans bébé dans les bras). Tout l'abdomen a été distendu durant 9 mois et encore plus si vous avez pris beaucoup de kilos. Les abdominaux (le transverse, les petits et grands obliques, les grands droits) se sont étirés et il faut du temps aux fibres musculaires pour se tonifier à nouveau.

### Le dos

Votre ventre, encore volumineux, mais moins lourd, tire moins sur votre dos : les courbures vertébrales s'atténuent progressivement. Par conséquent, les tensions musculaires s'apaisent et votre dos retrouvera progressivement sa position initiale dans les semaines qui suivent l'accouchement. Pourtant les soins quotidiens de bébé vont contraindre votre dos à s'arrondir pour le change, le bain, ou encore l'allaitement.

## Objectifs à atteindre

Être heureuse et en forme !

C'est comme une recette dans laquelle il faut de bons ingrédients. Pour retrouver un joli corps ferme et solide, il faut une recette complète !

Allô, docteur ? On commence par quoi ? La base de la reconstruction physique, c'est le périnée !

Le périnée, si intensivement sollicité pendant la grossesse et l'accouchement (déchiré, coupé ou relâché) par voie naturelle, devra particulièrement faire l'objet de toutes les attentions, aussi bien dans la vie au quotidien que dans le cadre d'exercices de renforcement musculaire. On comprend alors l'importance des séances périnéales prescrites et remboursées par la Sécurité sociale, qui rendront au périnée sa position initiale, sa force et toutes ses fonctions.

*La rééducation périnéale* est un élément essentiel à la reconstruction du corps de la jeune maman. Sans un périnée correctement rétabli et remusclé, il est fortement déconseillé de reprendre des activités physiques soutenues. Avant de faire vos séances de rééducation périnéale plus intensives, apprenez à contracter votre périnée. C'est au programme ! Tout commence par le périnée !

### Mais une gym seule n'est pas efficace !

Dans un premier temps, il faut :

- Lutter contre la fatigue des nuits agitées, d'un planning très chargé et d'un bouleversement hormonal depuis la naissance. Aussi, l'allaitement est une période magique et irremplaçable, néanmoins elle est très fatigante, car personne sinon vous-même ne peut se lever plusieurs fois la nuit quand bébé a faim.

- Concilier son rôle de mère et celui de femme. Pas facile si vous n'êtes pas aidée et pourtant, si vous voulez rester en forme physiquement et psychologiquement, vous ne devrez pas attendre l'année suivante pour vous occuper de vous.

Puis, dans les jours qui suivent le retour à la maison, il faut :

- Lutter le plus vite possible contre les kilos à perdre en sachant que si vous allaitez, il vaut mieux manger non pas 2 fois plus mais 2 fois mieux ! Perdre du poids ne s'improvise pas et il vaut mieux avoir un régime de reconstruction nutritive plutôt qu'un régime draconien qui, au final, vous fera perdre votre bonne humeur, quelques cheveux et augmentera votre déprime.

Consultez un nutritionniste dès la naissance.

### S'occuper de sa charpente osseuse à retaper !

Durant la grossesse, le bassin a été perturbé pour accueillir bébé, la colonne vertébrale a dû s'adapter au ventre, qui poussait en avant et vers le bas. Par conséquent, ses courbures naturelles se sont accentuées, les muscles ont souffert, les articulations ont durement travaillé. L'ostéopathie est conseillée pour rétablir les grandes fonctions et repositionner tous les segments corporels. Elle l'est aussi pour bébé.

### Avoir un corps solide et souple ! Un corps reconstruit et protégé !

Si vous allaitez, vous n'aurez pas votre retour de couches. Cette période est suspendue. Vous ne pourrez pas pratiquer une activité physique ou un sport. Cependant, vous ne serez pas dispensée pour autant de correction posturale. En effet, vous serez active avec bébé (courses, soins, tâches ménagères...). Vous devrez alors penser à vous redresser, à rentrer le ventre encore gros... et à travailler le périnée. Alors oui, c'est de la gymnastique postnatale !

Ce programme de reconstruction est à faire tous les jours avec ou sans bébé dans les bras et un programme d'attaque pour plus tard.

*Ne brûlez pas les étapes.* Lorsque vous aurez fait la rééducation périnéale et que vous aurez le feu vert du médecin, vous ferez le programme plus complet. Vous choisirez ensuite si vous le souhaitez un sport adapté et sans risques. Autrement, vous éviterez les sports à impacts violents et dangereux pour vos genoux, votre colonne vertébrale et le périnée (jogging, sauts à la corde, aérobic, etc.).

# Conseils et astuces

Ça y est ! Bébé dans les bras, retour à la maison, une nouvelle vie qui commence...

En effet, votre vie au quotidien va être transformée, chamboulée ! Vous endosserez le rôle de mère protectrice et éducatrice, et le rôle de nourricière et d'organisatrice. Ouf !

Autrement dit, vos journées vont être chargées et éreintantes ! Il faut être organisée et vous faire aider. Que vous allaitiez ou que vous donniez le biberon, il vous faudra vous reposer. Votre bébé aura besoin d'une maman en forme. N'oubliez pas qu'après l'accouchement le baby-blues vous guette : cette petite déprime qui s'installera quelques jours peut s'aggraver et devenir une réelle dépression.

Des associations, votre mairie ou le conseil général de votre département vous proposent des aides ménagères et des sages-femmes pour vous soutenir (surtout si vous avez déjà des enfants en bas âge).

Vos journées vont se calquer sur le rythme et les besoins de votre bébé. Vous allez être maman à 100 % et oublier votre rôle de femme ainsi que vote rôle d'épouse, mais c'est normal au début, il vous faut un temps d'adaptation.

Vous oublierez vos soucis (douleurs de dos, périnée relâché, prise de poids, alimentation déséquilibrée, tenues vestimentaires mal ajustées, peau et cheveux en mauvais état) pour ne vous consacrer qu'à votre bébé.

Vous devrez quand même songer à prendre rendez-vous avec votre kiné-urologue pour les séances de rééducation périnéale. Et lorsque vous aurez eu votre retour de couches, choisissez une activité physique spécifique (de reconstruction corporelle) ou un sport adéquat (marche, natation, yoga) avec l'accord de votre médecin.

Aussi, prenez un rendez-vous chez un nutritionniste si vous avez beaucoup de kilos à perdre. N'attendez pas, prenez soin de vous comme vous prenez soin de votre bébé. D'autres médecins spécialisés peuvent vous apporter leur aide (ostéopathe, psychologue, sexologue...).

Préservez et renforcez votre dos, votre périnée, votre ceinture abdominale grâce à des postures de prévention et à des exercices simples et efficaces pouvant se réaliser dehors, au bureau ou à la maison, tout en portant bébé ou en poussant la poussette.

## Dès le matin, c'est vous !

Une douche même rapide, mais une fois que vous l'aurez prise, vous serez habillée pour la journée, sinon c'est robe de chambre et cheveux ébouriffés garantis jusqu'au soir. Une maman repousse toujours ses propres besoins à plus tard en pensant que le bébé est prioritaire pour tout. On attend toujours le moment opportun pour s'occuper de soi et au final, quelques semaines plus tard, on accumule de l'énervement, du dégoût, du stress et de la frustration. Évitez le survêtement et le pull large de votre compagnon ! Pensez à vous coiffer et si vous aimez, maquillez-vous aussi comme si vous alliez sortir dans l'heure. C'est important sinon vous allez vous sentir mal, flasque et moche !

## C'est bébé et vous

Avec bébé dans les bras, vous allez vite vous rendre compte que le dos est courbé toute la journée. Pour corriger les postures et remuscler le dos voici ce qu'il faut faire quand vous êtes avec bébé :

- ***le bain :*** si la baignoire est basse, c'est terrible pour le dos fatigué ! Préférez une baignoire que vous poserez directement au sol. Préparez un tapis avec une serviette dessus pour savonner bébé et ensuite baignez-le. Vous êtes à genoux légèrement écartés. Vous êtes moins stressée (votre dos aussi) puisque bébé est au sol. Il peut être très stressant de baigner bébé les premières fois (peur des chutes, de la noyade, etc.).

– *l'allaitement ou le biberon* : installez-vous confortablement dans un endroit calme, mettez une musique douce qui vous relaxera, vous et votre bébé. Prévoyez des accoudoirs (plus doux pour libérer les tensions des épaules, de la nuque et du dos) ou plusieurs coussins sous les coudes. Vos jambes et votre bassin sont confortablement installés et vous ne bougerez plus. Le bébé ressent la maman tendue et stressée; par conséquent il s'énervera, vous aussi... Mettez votre téléphone portable en silencieux, ne téléphonez pas durant ce moment, ce serait dommage, l'échange avec votre bébé (mots, sourires, chants, caresses...) est si important...

– *le moment du rot, l'endormissement* : prenez bien votre bébé contre vous et essayez de détendre les épaules et les trapèzes supérieurs (muscles situés entre les épaules et les oreilles). Ces derniers sont souvent très raides et douloureux chez la femme et sont source de douleurs ou de torticolis. Alors adoptez une bonne posture tout en vous balançant ou en marchant pour détendre bébé. Pensez à contracter le périnée plusieurs fois et toujours en expirant.

– *la marche, la promenade en poussette ou avec le porte-bébé* : baissez vos épaules, mais redressez votre dos comme si vous vouliez vous grandir de 3 cm et marchez d'un pas léger en déroulant bien vos chevilles, rentrez le ventre de temps en temps et pensez aussi au périnée le plus souvent possible en le contractant 1 à 2 secondes toutes les 10 secondes.

*Rentrez votre ventre le plus souvent possible, à faire au moins 3 minutes par jour !* Excepté bien sûr si vous avez subi une césarienne. Dans ce cas, il ne faut faire aucun exercice seule. D'une part, c'est impossible au début tant le ventre est douloureux et d'autre part, une autoréeducation pourrait faire de gros dégâts. Seul votre médecin vous prescrira des séances chez un kinésithérapeute. Une rééducation périnéale peut aussi être nécessaire, car durant les

9 derniers mois, votre bébé a pesé lourd dans votre bassin, ce qui a pour conséquence d'étirer le périnée.

Avant de penser à remuscler vos abdominaux, vous devez absolument avoir effectué vos séances de rééducation périnéale prescrites par votre médecin. En attendant, ne serrez pas trop votre jupe ou pantalon, car ce serrage va jouer le rôle de votre ceinture naturelle. Plusieurs fois par jour, rentrez le ventre et optez pour le dos droit. L'erreur est de croire qu'en renforçant les grands droits vous aurez la « tablette de chocolat » ou le ventre plat. Au contraire, beaucoup d'exercices ont pour effet de distendre la paroi abdominale et de fragiliser davantage le périnée. Après une grossesse, vous ne devez pas exercer uniquement les grands droits durant au moins une année. C'est en combinant un travail de posture dorsale, un renforcement de certains muscles abdominaux profonds et du périnée que vous obtiendrez une taille plus fine, une sangle abdominale ferme et un dos droit.

# Programme doux

**10 à 15 minutes par jour**

Le réveil et le renforcement périnéaux ne remplacent pas les séances de rééducation faites chez le kiné-urologue ou la sage-femme. Seuls ces spécialistes sont habilités à le faire et seront à même de contrôler et de vérifier le travail du périnée. Les exercices du programme sont proposés pour prendre conscience de cette région si vaste, complexe et subtile. Son renforcement est subtil. Apprenez à protéger votre périnée et à le préserver tout en le rendant plus solide et tonique ! N'hésitez pas à revoir les chapitres sur les principes de bases et le test du « tic-tac », pages 48-49.

Dès le retour à la maison, vous devez prendre soin de votre dos au quotidien... avec bébé dans les bras ! Faites ce programme doux après avoir revu les principes de base. Ne forcez pas sur l'expiration et encore moins sur l'inspiration, pour ne pas pousser le ventre vers le bas et vers l'avant. Dans la journée, pensez toujours à l'autograndissement et à resserrer le périnée en plus des exercices du programme (voir acte 1). Commencez par faire une série de chaque exercice, puis vous augmenterez progressivement.

## Rappel important

Abstenez-vous de faire quelque exercice que ce soit si vous n'êtes pas en bonne santé, si vous avez des problèmes de tension, si vous vous sentez fatiguée ou si vous souffrez d'une césarienne, d'une épisiotomie trop douloureuse ou d'un problème de dos.

En cas de doute, consultez votre médecin.

## Échauffement

environ 5 minutes

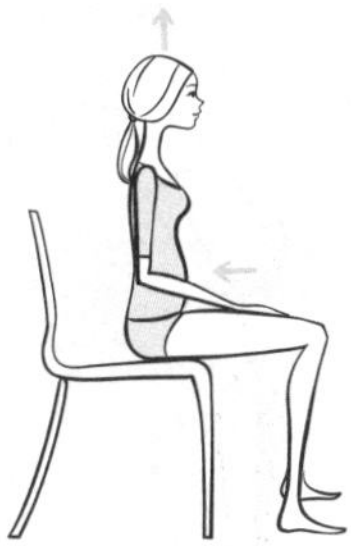

page 198

## Renforcement et assouplissement

5 à 10 minutes

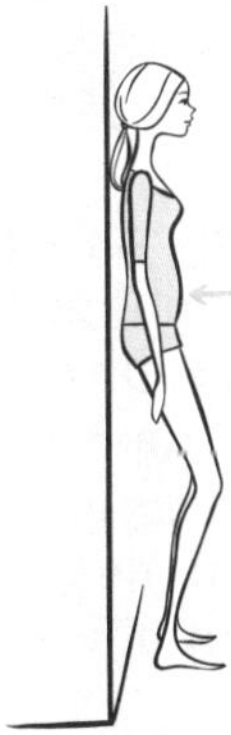

page 199

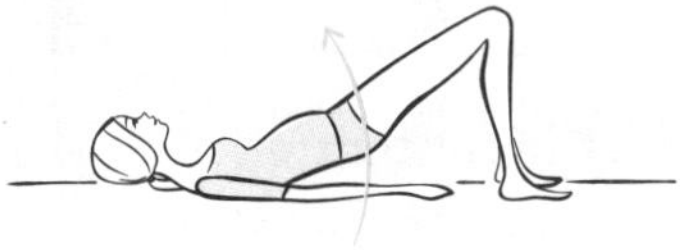

page 201

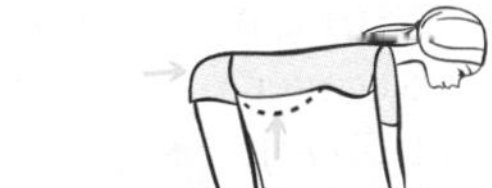

page 202

## Échauffement (confortable, souple et lent)

### *Exercice 1* → posture et réveil périnéal

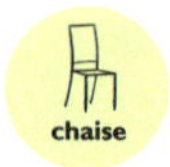


**1 à 2 minutes**

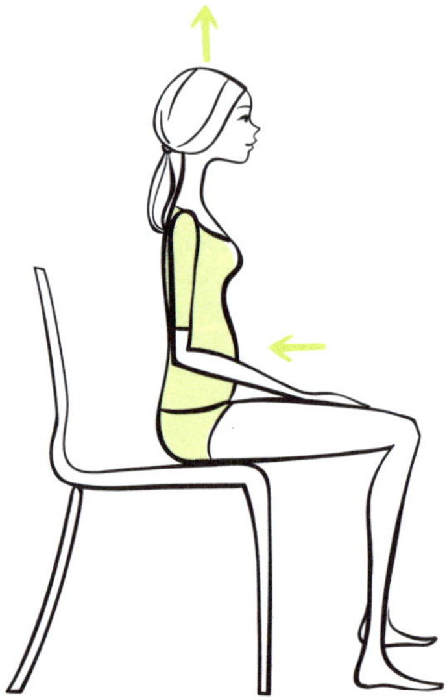

- S'asseoir et se concentrer. Assise sur une chaise : exercice pour la respiration, le réveil périnéal.
- Asseyez-vous au bord de la chaise et veillez à garder les pieds parallèles en dessous des genoux. Efforcez-vous de vous tenir droite sans creuser le dos. Vous pouvez utiliser un coussin gonflable ou un coussin plat si votre assise est trop basse ou bien surélever vos pieds avec un repose-pieds si votre assise est trop haute. L'idéal est d'avoir les genoux à hauteur de vos hanches. Une bouée gonflable est utile et appréciable si vous souffrez d'hémorroïdes.
- Durant l'expir' de 2 secondes, resserrez le périnée comme si vous aviez une envie urgente d'aller aux toilettes ou comme pour retenir un gaz. Le dos reste droit et vous ressentez peut-être le ventre se rentrer.
- 10 à 20 fois, plusieurs fois par jour et par semaine.

## Renforcement et assouplissement

### *Exercice 1* → dos étiré, sangle et périnée raffermis

**2 minutes** **10 à 20 répétitions**

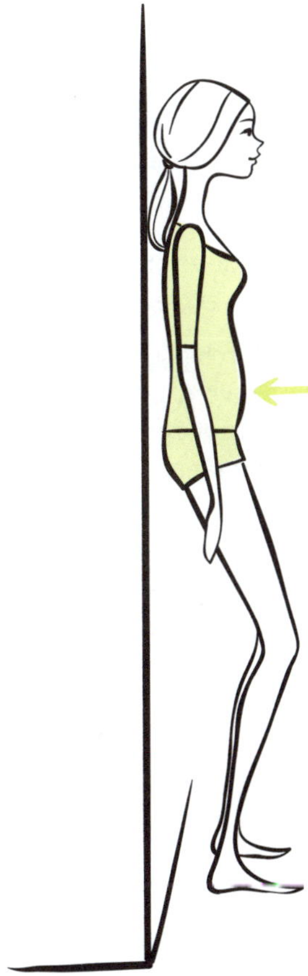

- Placez-vous dos au mur, les talons à environ 20 cm du mur (les genoux fléchis). Les pieds sont écartés de la largeur de votre bassin, parallèles. Posez votre dos contre le mur en restant droite. Les bras sont tendus, paumes des mains tournées vers l'avant afin de bien placer les omoplates vers le bas. C'est en faisant une légère rétroversion du bassin (le pubis en avant) que vous allez sentir votre bassin se poser correctement contre le mur. Essayer de bien placer votre dos et vos omoplates en gardant la tête posée contre le mur. Vous remarquerez peut-être que vos lombaires ont du mal à toucher le mur. Si c'est le cas, fléchissez davantage les genoux. Ou bien, ce sont peut-être vos épaules et omoplates qui ont du mal à se poser contre le mur. Ajuster les positions afin que votre dos s'allonge contre le mur sur tout le long de la colonne vertébrale.
- Placer correctement la tête est un autre problème : celle-ci a tendance à se relever, le menton tiré vers le haut. Essayez d'allonger les cervicales en regardant devant vous, le menton légèrement rentré. Allongez les bras le long du corps, ou placez les mains sur le bas du ventre comme pour le tenir. Maintenez la position d'allongement 1 à 3 minutes

tout en respirant calmement. Contractez fort le périnée et rentrez le ventre en expirant sur 3 secondes.

- 10 à 20 fois. Tous les jours ! C'est un exercice d'assouplissement et de contrôle des courbures ainsi qu'un formidable renforcement périnéal et abdominal.

## Une marche légère et étirée : technique pour s'autograndir et s'alléger

Imaginez qu'un plafond est constamment à 3 cm de votre crâne et que vous voulez le toucher. Cela vous oblige à vous étirer vers le haut (voir pages 39 à 42), vos épaules sont détendues.

Marchez en déroulant les chevilles et rentrez le ventre le plus souvent possible. Si vous pensez à contracter le périnée 1 à 2 secondes plusieurs fois toutes les 2 minutes, votre travail est complet.

## *Exercice 2* → renforcement du dos, des fessiers, du périnée et de la taille

**2 minutes** **3 séries de 10 répétitions**

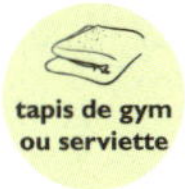


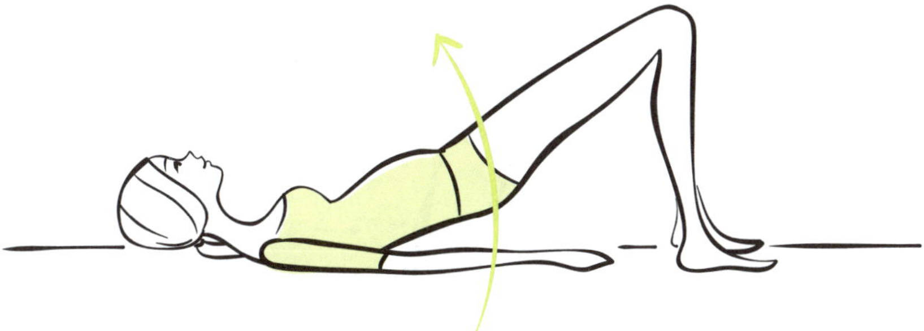

- Posture allongée sur le dos.
- Tout en gardant les pieds parallèles à environ 30 cm du bassin, contractez vos fessiers et rentrez le ventre en serrant le périnée, en remontant le bassin et en décollant la moitié du dos. Les omoplates restent au sol. Respirez de façon régulière. Imaginez que vous écrasez fort des balles molles avec vos talons. Redescendez lentement le milieu puis le bas du dos ainsi que le bassin. Puis recommencez 20 à 30 répétitions en ressentant correctement la contraction dans les fessiers. Le ventre se rentre à chaque fois que vous vous soulevez. 2 fois par semaine.

## Exercice 3 → renforcement du centre abdominal et du périnée

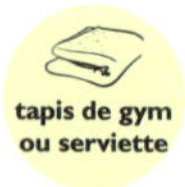


**2 minutes** **10 à 15 répétitions**

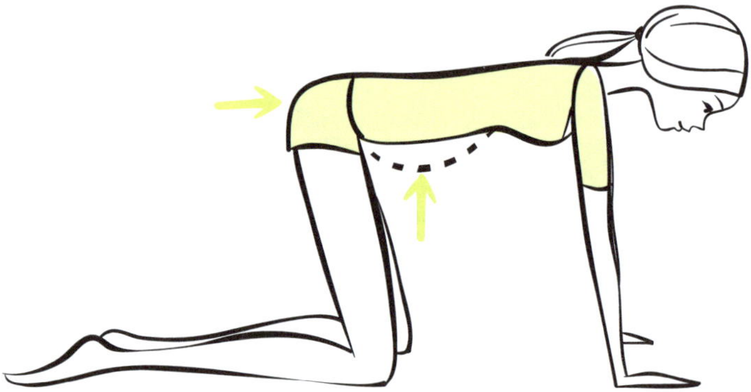

- Placez-vous à 4 pattes avec les bras à l'aplomb des épaules et le bassin au-dessus des mollets. Le dos est plat, la nuque est étirée vers l'avant (menton rentré), le bassin est poussé vers l'arrière. Vous regardez le sol environ 1 m devant vous. Il est très important de bien placer et étirer la colonne vertébrale.
- Durant l'expir', de 3 secondes, contractez le périnée et rentrez le ventre le plus possible. Relâchez quand vous inspirez. 10 à 15 fois. Tous les jours.
- Cet exercice est difficile au début, car le ventre est gros, encore lourd, mais vous ressentirez vite la progression et les résultats.
- *Attention :* le dos doit toujours rester plat et immobile.

# Notes

# Programme tonique

**20 à 30 minutes par jour**

Atelier dès le 3e mois après la naissance : 6 exercices pour un programme d'attaque !

Dès le retour de couches, vous avez l'autorisation médicale de pratiquer de la gymnastique et, si vos séances de rééducation médicales prescrites ont été faites, réalisez ce programme en douceur après avoir revu les principes de base. Ne forcez pas sur l'expiration et encore moins sur l'inspir' pour ne pas pousser le ventre vers le bas et vers l'avant. Pensez toujours à l'auto-grandissement et à resserrer le périnée en plus des exercices du programme (voir acte 1). Vous commencez par 1 série par exercice et vous augmenterez progressivement.

# Échauffement

environ 5 minutes

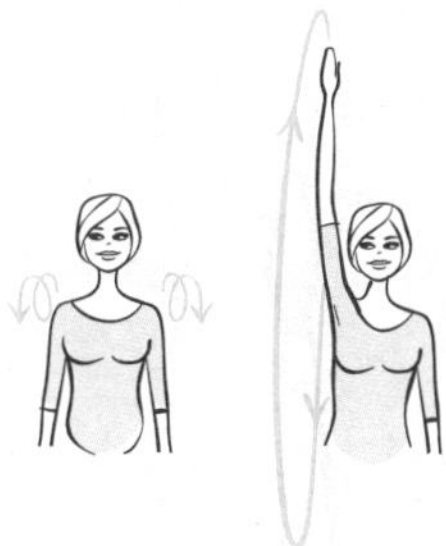

page 206

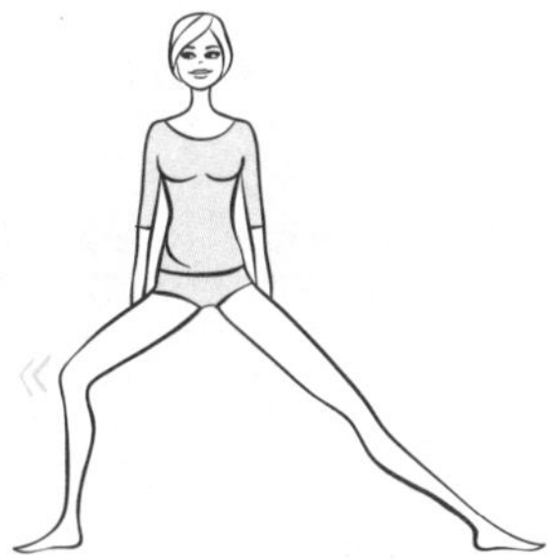

page 207

# Renforcement et assouplissement

15 à 25 minutes

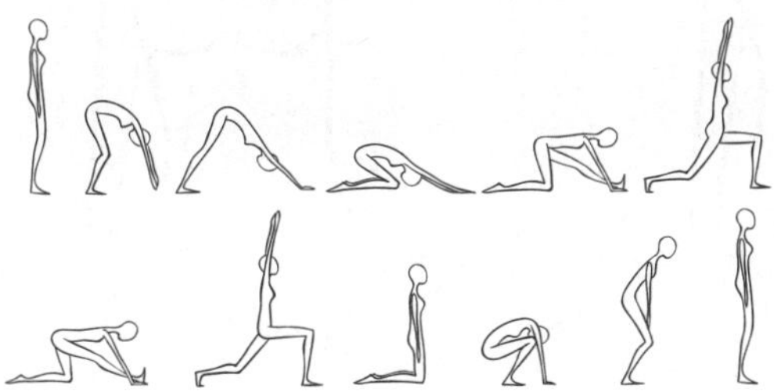

page 208

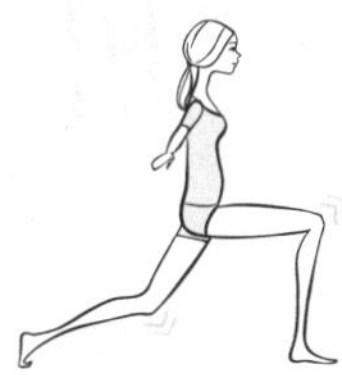

page 209



page 210

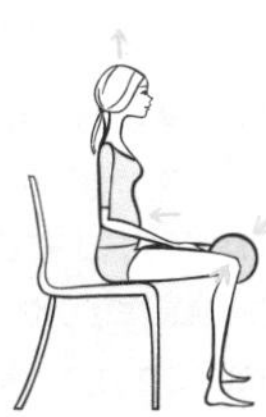

page 211



page 213

## **Échauffement** (confortable, souple et lent)

### *Exercice 1* → **épaules-bras**

**5 minutes** **1 à 3 séries de 10 répétitions**

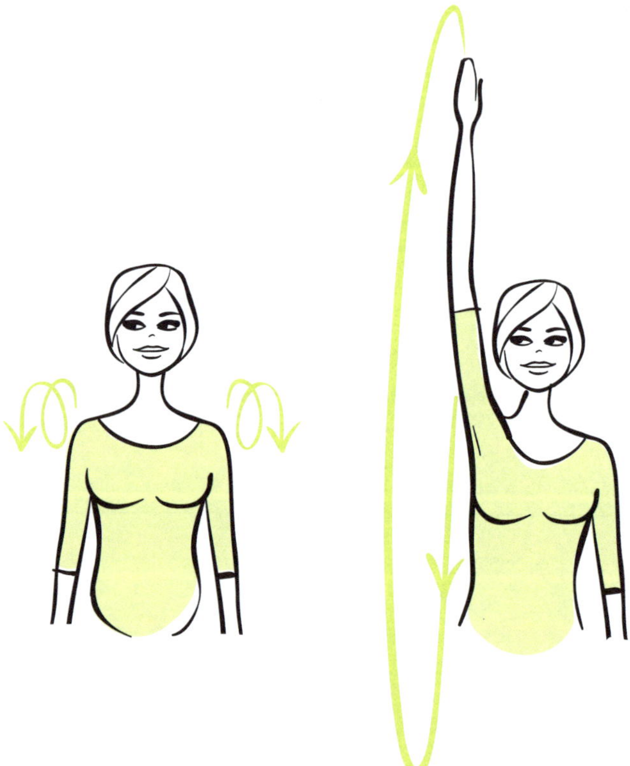

- Posture debout (rappel pages 39 à 42).
- Effectuez avec les épaules uniquement (les bras restent en bas et relâchés) 10 petits cercles très lents dans un sens puis 10 dans l'autre tout en respirant amplement. Puis, levez votre bras droit et décrivez un cercle vers le haut et vers l'arrière en suivant votre main du regard. Alternez avec l'autre bras. Répétez 10 fois pour chaque côté.

## Exercice 2 → coordination et fluidité

**5 minutes** **1 à 3 séries de 10 répétitions**

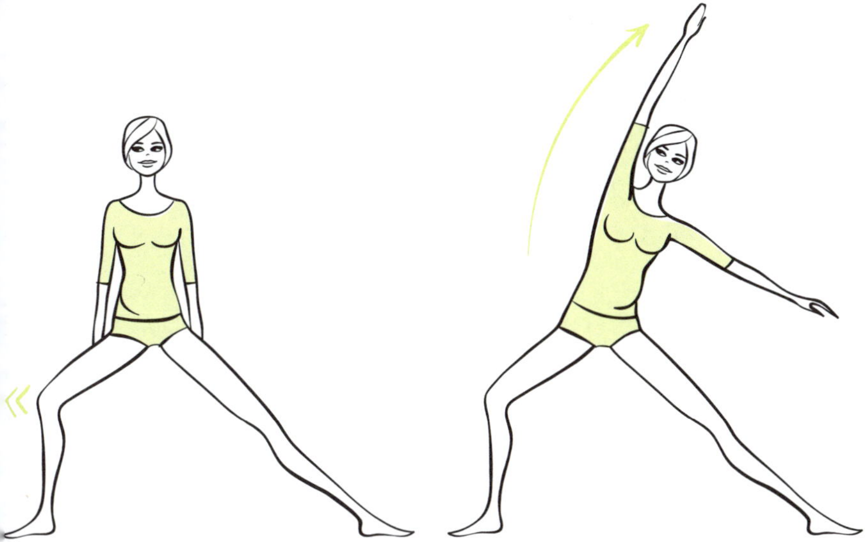

- Posture debout, pieds très espacés (1 m environ), pointes ouvertes.
- Tout en respirant de façon régulière, pliez le genou droit et gardez la jambe gauche tendue puis redressez et recommencez le même exercice avec l'autre jambe. Travaillez de façon confortable et avec fluidité. 10 répétitions d'un côté et 10 de l'autre.
- Vous pouvez compléter l'exercice avec les bras : lorsque vous pliez le genou droit, vous levez le bras droit qui se tend vers le haut. Votre buste va s'incliner légèrement du côté gauche en levant le bras, expirez en rentrant le ventre. Réalisez 1 à 3 séries de 10 répétitions.
- ***Attention :*** ne penchez pas volontairement le buste, au risque d'abîmer vos disques intervertébraux. C'est un travail d'allongement de la colonne vertébrale et de gainage abdominal.

## Renforcement et assouplissement

### Exercice 1 → assouplissement dynamique du corps

**5 minutes** **3 séries au moins**

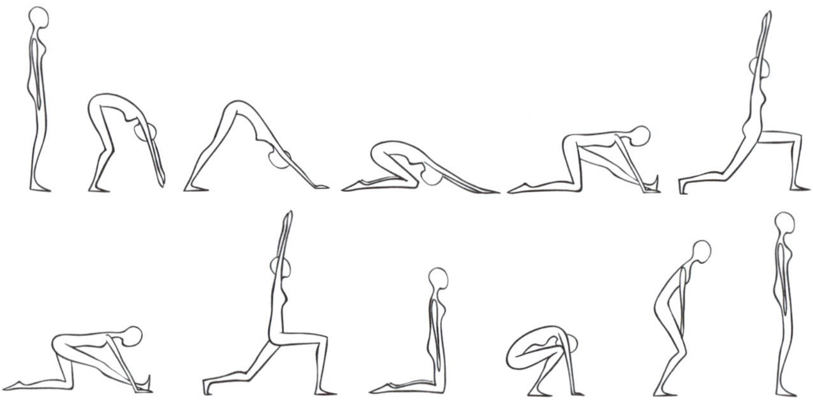

- 1 minute d'enchaînements : placez-vous debout, les pieds écartés de la largeur du bassin. Inspirez. Expirez en enroulant la colonne vertébrale lentement et en gardant les genoux légèrement fléchis. Le ventre se rentre.
- Descendez et placez les mains au sol, avancez-les de 1 m environ et repoussez les fesses vers le haut, les talons baissent vers le sol.
- Asseyez-vous sur les talons, la tête posée et les bras tendus au sol. Relevez et tendez une jambe devant vous et allongez-vous sur cette jambe tendue, le ventre rentré, le dos plat (pas facile ça !).
- Tendez une jambe et passez en fente. Levez les bras.
- Puis repassez sur les genoux et changez de jambe pour la tendre devant vous. Descendez dos plat. Passez en fente avec cette jambe et levez les bras. À genoux à nouveau, puis accroupie les talons décollés. Tendez les jambes, la tête en bas.
- Enfin relevez-vous dos plat, le périnée serré, le ventre rentré. 3 fois. À chaque expiration, rentrez le ventre telle une large ceinture qui vous resserrerait la taille.

## *Exercice 2* → les fentes : renforcement des cuisses, équilibre et souplesse

**2 minutes** **1 à 2 séries de 10 répétitions pour chaque jambe**

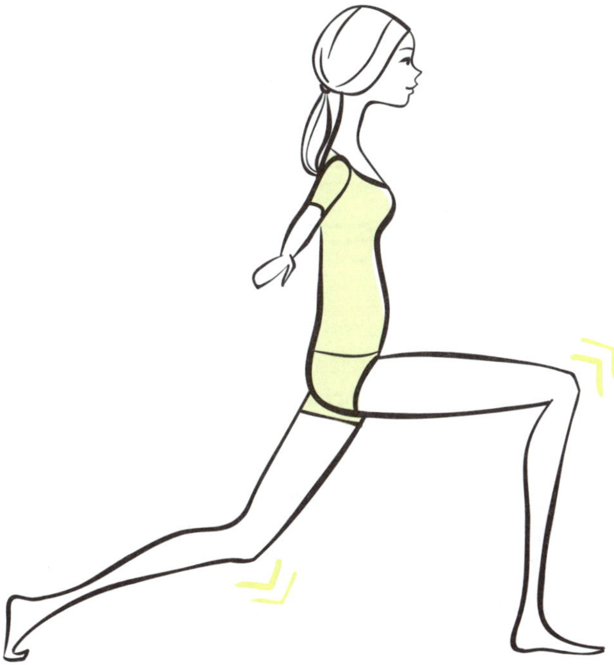

- Position debout (pages 39 à 42). Cet exercice difficile au début est très efficace pour resculpter les jambes et les fessiers.
- Placez un pied en avant (1 m environ) parallèle à l'autre, le talon arrière est légèrement décollé. En inspirant, pliez les genoux et descendez verticalement le corps vers le sol. Expirez en rentrant le ventre pour tendre les jambes.
- 2 séries de 10 répétitions pour chaque jambe.
- Les ménisques fragiles n'aiment pas les fentes !

## Exercice 3 → raffermissement du ventre et du périnée , assouplissement du dos

**2 à 3 minutes** **2 à 3 séries de 10 répétitions**

tapis de gym ou serviette

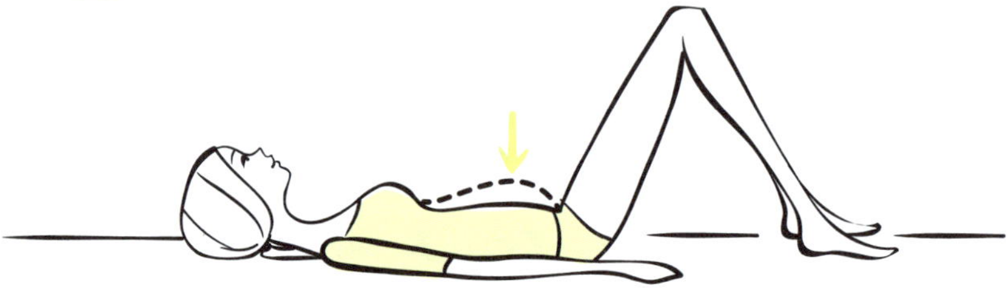

- Posture allongée sur le dos (voir placement du corps pages 44-45).
- Avant de commencer l'exercice, votre nuque étirée (le menton rentré), les bras le long du corps. Afin de bien placer la colonne vertébrale sur le tapis, relevez une seule fois votre dos et reposez-le vertèbre après vertèbre. Veillez à ce que le bas de votre dos ne soit pas écrasé sur le tapis, il y est juste posé. Gardez toujours à l'esprit que vous puissiez glisser une feuille de papier entre le bas du dos et le sol.
- Dans l'expir', resserrez le périnée et abaissez le ventre, qui se contracte progressivement sans jamais modifier la posture des lombaires. Relâchez les contractions dans l'inspir'. Recommencez cet exercice plusieurs fois (10 répétitions). Vous pourrez resserrer le périnée et le ventre de plus en plus fort au fur et à mesure des séances.

## *Exercice 4* → le « 5 en 1 » sur 1 chaise : posture, périnée, adducteurs, transverse abdominal raffermis et souffle maîtrisé

chaise

ballon

**2 minutes** **2 à 3 séries de 10 répétitions**

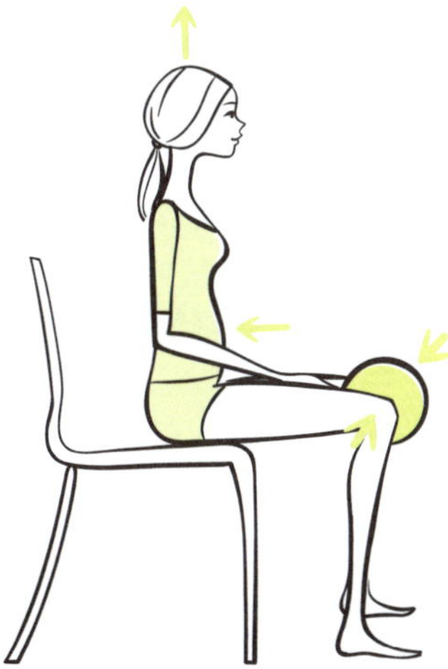

- Voici un exercice très intéressant si vous maîtrisez bien la posture d'autograndissement, la contraction du périnée et l'expiration en rentrant le ventre (dans le cas contraire, revenez aux exercices pages 96 et 97). Pensez toujours à vous grandir afin que l'exercice soit efficace. N'hésitez pas à relire les placements du corps page 39. À ce travail de base s'ajoute le raffermissement des adducteurs (intérieurs des cuisses).
- Assise sur le bord de la chaise, la colonne étirée vers le haut. Les pieds parallèles sont écartés de la largeur du bassin, les talons en dessous des genoux (voir la position assise, pages 42-43). Un coussin ou un ballon est placé entre les genoux.
- À chaque expir' vous gardez la colonne bien étirée en resserrant le périnée. Vous sentez le ventre qui se rentre naturellement. Accentuez cet exercice en rentrant le ventre un peu plus. Refaites cette étape plusieurs fois et placez vos mains sur le

bas du ventre pour sentir si le ventre se rentre. Vous ressentirez aussi les côtes latérales se resserrer, mais vous ne devez pas laisser le buste s'affaisser. Ensuite sur les 10 prochaines expir', ajoutez la pression des genoux sur le coussin, ils se resserrent pour tonifier l'intérieur des cuisses sans oublier le reste. C'est un travail complet, donc faites-le lentement, en vous concentrant les yeux fermés. À faire tous les jours 2 à 5 minutes en observant des temps de pause.

# *Exercice* 5 → raffermissement de la poitrine, des bras, du transverse abdominal et du périnée

**2 à 3 minutes** **2 à 4 séries de 10 répétitions**

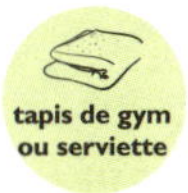

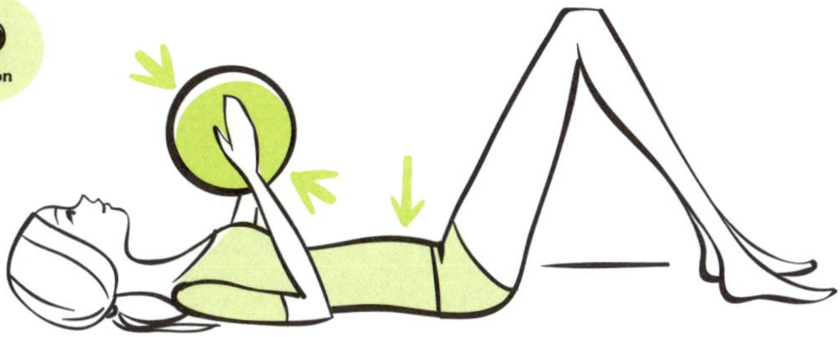

- Position allongée sur le dos ou en transat (voir pages 44-45).
- Placez entre les paumes des mains un ballon souple ou un coussin. Assurez-vous que le dos est en bonne position. Le ventre est souple. Respirez calmement avant de commencer.
- À l'expir', resserrez le périnée, rentrez le ventre et pressez le ballon sans écraser les lombaires dans le sol. Rappelez-vous que le bas du dos est posé, très léger sur le tapis. Les pieds n'écrasent pas le sol, ils sont simplement posés.
- Expirez en contractant sur 1 à 2 secondes puis relâchez en respirant calmement sur 1 expir' et 1 inspir'. Si vous maîtrisez la contraction du périnée et que vous ressentez le travail complet de cet exercice, vous pouvez enchaîner 1 contraction sur 1 expir' et 1 relâchement sur 1 inspir'.
- 2 à 4 séries de 10 répétitions, à faire tous les jours.

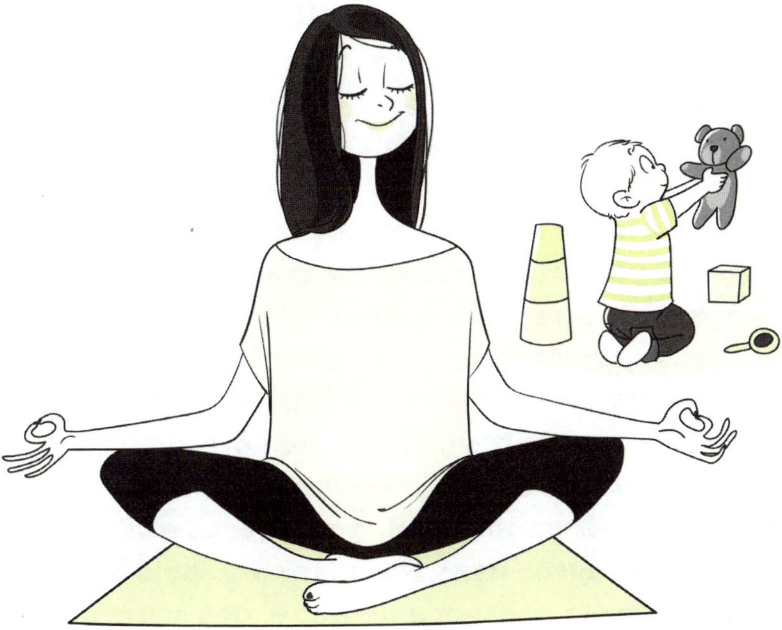

# Acte 6

## Et après…
## Atelier d'entretien corporel

**Neuf mois pour faire un bébé, 9 mois au moins pour se reconstruire. Où s'arrête la période post-partum ? Dès le retour de couches ? Quand bébé fait ses nuits ? Difficile de poser une limite.**
**Et quand commence le « Et après » ? Quand vous reprenez votre travail après le congé de maternité ? À partir de quand peut-on se sentir autant femme que mère ? Serions-nous moins mère parce qu'on voudrait s'occuper de soi ?**
**Dans tous les cas, il est important de consacrer du temps à soi, à son corps et à son couple. Intégrer dans son planning, déjà bien chargé par la présence de bébé, des séances chez le coiffeur, une sortie avec les copines, un dîner en amoureux n'est pas chose facile. Pourtant s'occuper de soi doit être une des priorités. Quelques conseils et un programme court de gymnastique d'entretien corporel vous aideront à mieux aborder le « Et après », qui durera tout au long de votre vie.**

# La vie de femme

Votre bébé a besoin d'une maman en forme, heureuse et disponible. Le papa aimerait une femme jolie et dynamique. Pas facile de porter la casquette de maman, beaucoup plus lourde à porter que celle de l'épouse. Si vous travaillez, ce sont même 3 casquettes qu'il faut savoir porter !

Supposons que c'est votre 1er enfant, vous ne pensez plus « deux » mais « trois ». Et même si ce bébé agrandit une famille déjà établie, vos besoins sont les mêmes : vous devez vous retrouver en temps qu'« épouse » avec le papa pour un dîner ou une sortie ciné ou une nuit coquine... et en tant que « femme » pour sortir avec des copines, vous offrir le coiffeur ou des soins, faire des promenades en forêt, méditer...

Seulement, pas facile de mettre en pratique tous ces projets... L'organisation vous fait peut-être défaut depuis quelques semaines et c'est normal. Aussi, vous vous sentez peut-être si fatiguée depuis la naissance de votre bébé que vous n'envisagez pas du tout de sortir ni de faire la fête avec vos copines ou avec votre mari !

Le baby-blues vous a tendu un piège dès la naissance ou longtemps après la naissance et personne ne vous a comprise. Comment une femme peut-elle être triste alors qu'elle a un joli bébé ? Le choc physique et émotionnel qu'une femme ressent après la naissance est une réelle tornade. Elle se pose beaucoup de questions : vais-je être à la hauteur pour le protéger ? Vais-je l'aimer ? Le manque de sommeil et de liberté donne ce sentiment et détériore l'estime de soi.

En effet, la présence de bébé envahit votre espace, votre temps. Si vous n'êtes pas aidée pour les tâches ménagères, administratives et logistiques, vous avez l'impression de ne faire « que ça » et n'avez pas de temps pour vous.

La période post-partum durant laquelle vous restez avec votre bébé est plus ou moins longue selon si vous devez reprendre votre travail ou non, selon si vous allaitez ou non.

En général lorsqu'une femme travaille et qu'elle fait garder son bébé dans la journée, elle ne perd pas une seconde pour vite rentrer à la maison et retrouver son enfant. Alors on constate le rythme « boulot-bébé-dodo ». Si vous êtes mère au foyer, c'est plutôt « bébé-dodo-bébé » et pas une minute pour soi. Parfois, le papa se sent un peu oublié.

Concevoir une famille est source de joie, de fatigue et de doutes. Un petit être qui bouleverse à tout jamais votre vie, rien ne sera plus jamais comme avant, vous êtes responsable de lui et vous n'aurez de cesse de le protéger tout au long de sa vie. Les premières semaines, les nuits ont été éreintantes (et encore plus si vous l'avez allaité) et le sommeil perdu ne se rattrape plus... Les mois passent, la fatigue est encore là, mais il faut avancer, être une mère courageuse...

Le papa est là, admire sa progéniture et espère retrouver sa femme. Il n'est pas rare qu'une toute jeune mère ne soit pas attirée physiquement par son homme. Un petit être tout doux, tout lisse, tout fragile et qui sent bon est plus attirant qu'un homme fort, viril et poilu ! Il est fréquent qu'une fois les « tâches de maman » accomplies l'envie première de la jeune femme soit celle d'aller se coucher !

La femme se sentant plus mère qu'épouse n'est pas demandeuse de câlins sexuels mais plutôt en attente de tendresse. Il n'est pas facile d'expliquer que la libido est à zéro après l'arrivée de bébé et que l'envie de dormir est plus grande que celle du câlin. Parlez-en avec votre conjoint, car le silence et l'incompréhension n'arrangent pas les « petites affaires de couple ».

# Conseils et astuces

## Pour vous

*Si vous travaillez,* profitez de la pause-déjeuner pour aller à la piscine ou dans un parc, un livre à la main. Vous pouvez également aller chez le coiffeur ou chez l'esthéticienne : faites-vous dorloter. Octroyez-vous régulièrement des plages horaires rien qu'à vous, vous vous sentirez mieux dans votre peau.

*Si vous restez à la maison,* faites garder votre bébé durant 2 heures pour avoir cette pause bien méritée. Vous pouvez aussi tester des masseuses, coiffeuses et esthéticiennes à domicile.

Prenez soin de vous dès le matin. Sautez sous la douche comme si vous aviez un rendez-vous dans l'heure : réorganisez votre garde-robe et oubliez le pantalon que vous aimeriez vite reporter. Choisissez de jolies tenues même si vous restez à la maison. Habillez-vous en mettant de la couleur ou un accessoire qui vous rendra féminine. Vous vous sentirez plus épanouie et cela vous fera déjà un grand bien. Oubliez les vêtements larges qui camouflent. Si vous n'avez pas perdu le poids pris durant votre grossesse et que cela fait plus de 6 mois que vous bataillez avec ce corps qui a toujours faim ou qui ne veut pas s'affiner, consultez un nutritionniste, vous aurez vite de bons résultats.

Prenez rendez-vous avec le papa pour une sortie. Concoctez-vous une soirée en tête à tête pour vous retrouver en tant qu'homme et femme. Massez-vous mutuellement ou allez dîner près de chez vous. Sortez le plus souvent possible même pour une promenade, mais entretenez votre vie de couple au moins dans l'échange « verbal » si pour quelques semaines il n'y a pas d'échange « corporel ».

*Et bien sûr faites du sport !* Mais pas n'importe quoi. Oubliez l'aérobic, la course à pied, le karaté... Évitez tous les sports à risques pour le périnée et pour le dos, encore très fragile pendant 1 an après la naissance.

Avez-vous fait les séances de rééducation du périnée qui vous ont été prescrites par votre médecin gynécologue? Ne négligez pas cette partie de reconstruction périnéale, elle est la base de tout travail. Si vous pensez que vous n'en avez pas besoin parce que votre mère a eu plusieurs enfants, qu'elle n'a pas fait de rééducation et que rien ne lui est arrivé, vous faites une erreur. Peut-être qu'elle a souffert en silence, car le sujet était à l'époque tabou.

## Les objectifs pour les années à venir

Votre objectif n° 1 est d'avoir un périnée actif, un corps souple et solide !

La rééducation du périnée doit être prise en compte durant toute sa vie de femme afin d'éviter les problèmes d'incontinence urinaire (voir pages 25 à 29).

Quelques semaines après la naissance, le spécialiste (gynécologue, kiné-urologue, sage-femme) vous a pris en charge pour vos séances. Celles-ci évitent les fuites urinaires et la descente d'organes. L'utérus et la vessie qui descendent peuvent créer une béance vaginale, une pesanteur qui handicaperait alors toute vie normale, sociale et sexuelle.

Les fuites urinaires, elles, peuvent être la cause d'un périnée oublié, abîmé, non rééduqué. Après quelques accidents de fuites urinaires dans les semaines suivant l'accouchement, vous pouvez penser que c'est un phénomène normal, et que tout rentrera dans l'ordre dans quelques mois. En effet, ces fuites urinaires sont passagères dans la plupart des cas, mais de nombreuses femmes se plaignent de cette gêne quotidienne, qui altère la qualité de vie et l'image de soi. Consultez un spécialiste le plus tôt possible.

Si votre bébé a déjà 6 mois et que vous avez l'autorisation médicale de reprendre une activité physique, choisissez le programme suivant, au quotidien ou pour 1 à 3 séances par semaine.

## De la gym, mais pas n'importe comment

NON au retour dans la salle pour des heures de travail intense d'abdos-fessiers ! Votre corps et surtout votre ventre ont été très relâchés. Nous parlons ici de l'épiderme et, dessous, de la sangle abdominale. Durant trop longtemps, « on » pensait qu'il fallait faire les abdos d'avant pour retrouver le ventre d'avant. Trop d'erreurs ont été commises et elles n'ont eu pour effet que de relâcher le bas du ventre et d'écarter les grands droits. Retenez aussi que c'est un travail complet de tout le corps qui vous permettra vite de corriger votre silhouette. Concernant les abdominaux, il faut d'abord tonifier en profondeur avec un travail spécifique, associé au périnée et à la respiration (voir pages 15 à 19).

Mais pour être persuadée de renforcer différemment cette sangle abdominale, il faut regarder comment sont faits les abdos (voir page 22), à quoi ils servent et le lien qu'ils ont avec le périnée. C'est extraordinaire, cette capacité qu'a le ventre de s'étirer durant une grossesse et de se rétracter après la naissance, plus ou moins bien ou plus ou moins vite. Si votre ventre est douloureux, consultez votre médecin, qui contrôlera l'état de votre sangle abdominale et de votre périnée. Si aucun problème n'apparaît sinon un ventre trop proéminent, il faut travailler la silhouette sans tarder. Votre ventre va diminuer progressivement et disparaître si vous combinez l'exercice physique et une alimentation spécifique. Le programme permet de retrouver une silhouette plus fine grâce à des exercices spécifiques favorisant la fonte des graisses, le raffermissement de tout le corps et la souplesse. La marche rapide, la natation et le yoga sont des activités extraordinaires.

# Atelier de gymnastique d'entretien corporel

**30 minutes par jour**

Prenez soin de votre santé, pratiquez quotidiennement ces exercices afin d'assurer à votre corps tonicité et flexibilité ! Rappelez-vous qu'il vaut mieux en faire 10 minutes tous les jours plutôt que 1 heure tous les mois ! Commencez par une série et augmentez progressivement. Ce programme n'enlève pas des visites régulières chez votre médecin afin de vérifier l'état de votre colonne vertébrale et de votre périnée.

À faire quotidiennement ou tous les 2 à 3 jours. N'hésitez pas à relire les positions de base, pages 39 à 45 afin de rendre vos exercices efficaces. N'oubliez pas que si le corps est correctement placé, les mouvements seront efficaces.

# Échauffement

**environ 5 minutes**

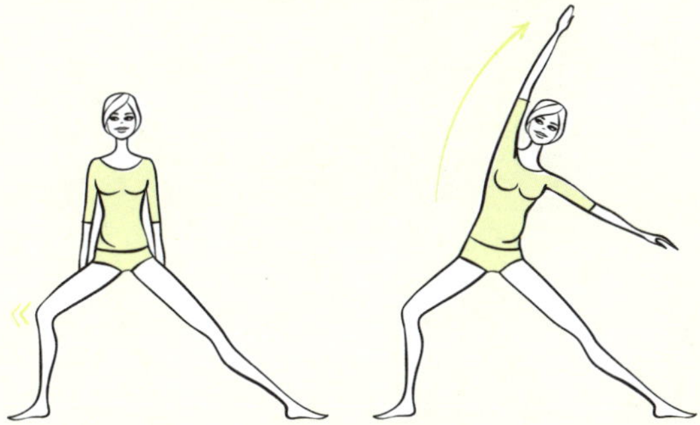

page 224

# Renforcement et assouplissement

**environ 25 minutes**

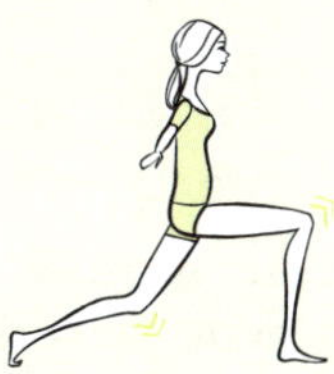

page 225

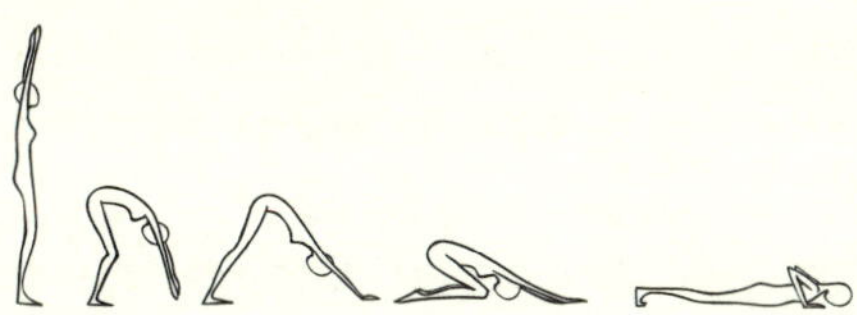

page 226

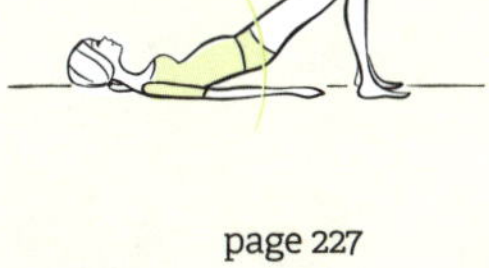

page 227

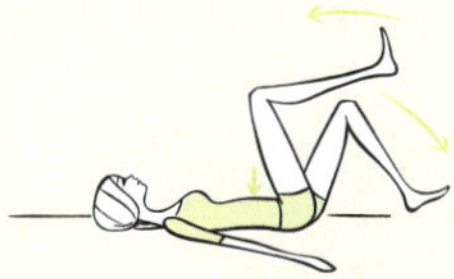

page 229

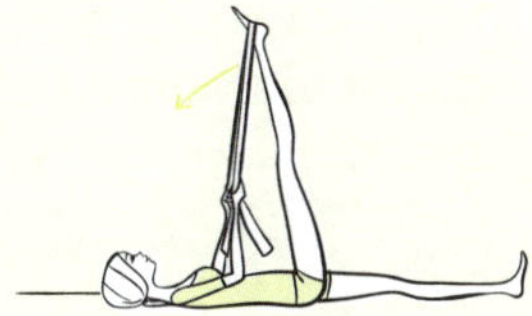

page 231

## Échauffement

### *Exercice 1* → flexibilité et équilibre

**2 minutes** **1 à 2 séries de chaque côté**

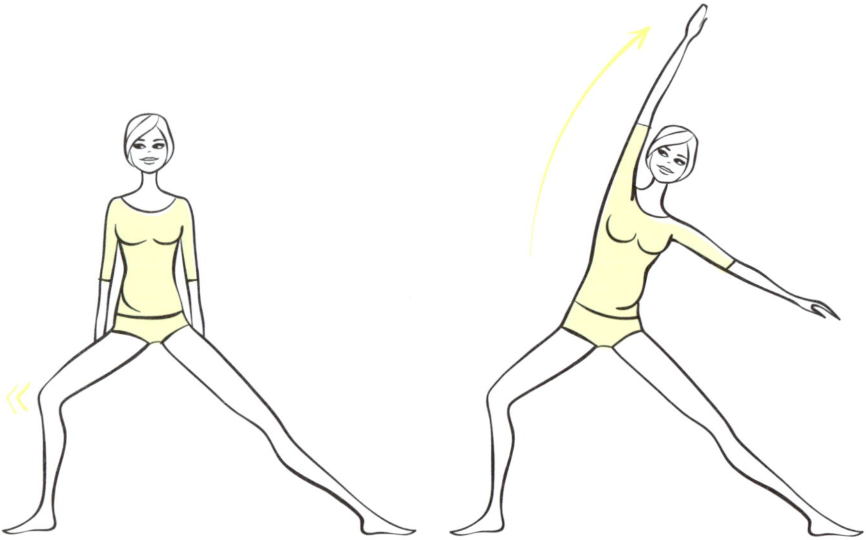

- Debout les pieds écartés de 1 m environ, les pointes ouvertes.
- Pliez le genou droit en ouvrant la hanche et en levant le bras droit vers le plafond. Expirez durant l'étirement, le périnée serré et le ventre rentré. Alternez avec le côté gauche. 10 fois de chaque côté. Si vous pouvez aller plus loin en allant vers le haut, vous sentirez votre corps se pencher légèrement sur le côté opposé, ne cherchez pas à vous plier sur le côté, cherchez plutôt toujours l'allongement, votre corps s'inclinera naturellement.

## Renforcement et assouplissement

### *Exercice 1* → les fentes dynamiques

**2 à 3 minutes** **2 à 4 séries de 10 de chaque côté**

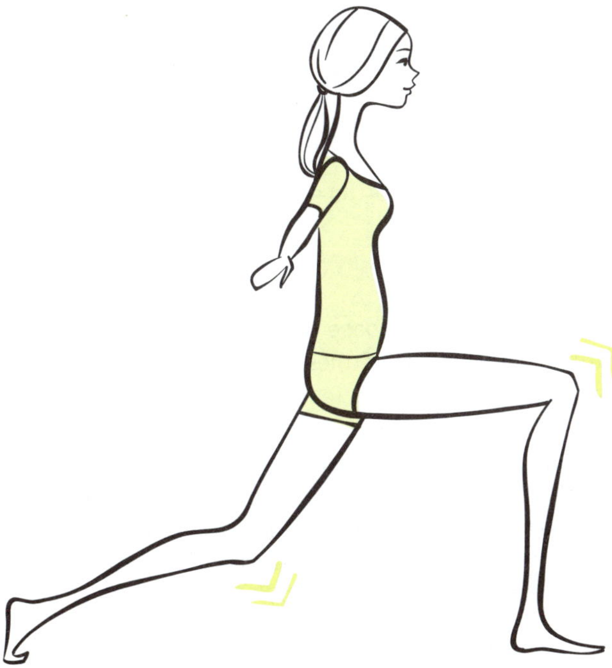

- Debout, les pieds parallèles et espacés de 1 m environ. Le dos est droit et les bras tendus. Levez les bras en inspirant tout en fléchissant les genoux afin de descendre le genou arrière au ras du sol. Le ventre reste rentré durant tout l'exercice. Expirez en vous relevant. 10 répétitions à gauche et 10 à droite. 2 à 4 séries.
- ***À noter :*** lorsqu'il est fléchi, votre genou avant se place au-dessus du talon.

## Exercice 2 → coordination et souplesse

**3 à 5 minutes** **3 à 5 séries**

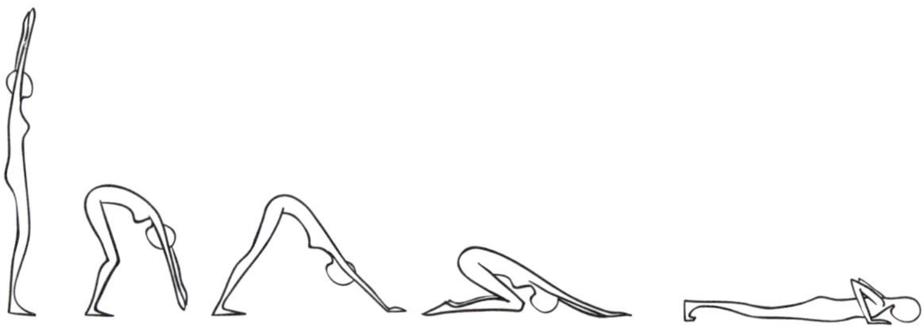

- Debout (voir position de base pages 39 à 42). Levez les bras en inspirant. Fléchissez un peu les genoux et, avec le ventre rentré, expirez en arrondissant le dos. Laissez les bras descendre, la nuque se relâcher. Si c'est possible, gardez les jambes tendues. Puis, avancez sur le sol avec les mains en avant : vos mains doivent être placées à environ 1 m des pieds. Expirez en repoussant les fessiers vers le haut, les talons vers le sol, le ventre rentré. Ensuite pliez les genoux et posez-les au sol sans déplacer les mains. Repoussez les fessiers vers le haut et vers l'arrière tout en gardant le front au sol, les bras sont toujours tendus. Enfin, relevez le buste et posez-le au sol sans bouger les mains. Relaxez-vous pour une respiration complète (1 inspir' et 1 expir'), la tête posée. Recommencez le mouvement dans l'autre sens afin de revenir à la position de départ. Répétez 3 à 5 fois lentement en prenant conscience de ce que vous faites et du bien que vous procurez à votre corps.

## Exercice 3 → votre dos assoupli vous dit merci

**2 à 3 minutes** **3 à 10 répétitions**

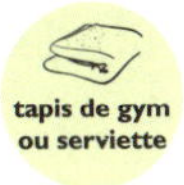


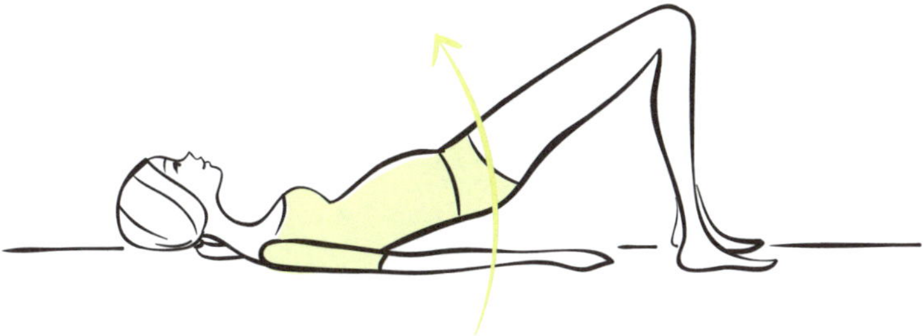

- Allongée sur le dos (voir position allongée sur le dos pages 44-45).
- Les bras sont allongés le long du corps et les pieds sont à 30 cm environ du bassin, parallèles. Le menton est rentré pour étirer la nuque.
- Avec une respiration douce (sans apnée), relevez le bassin en contractant les fessiers, puis levez les lombaires, le milieu du dos jusqu'entre les 2 omoplates. Restez le temps d'une inspir' et d'une expir', puis redescendez le dos en commençant par le haut, puis le milieu du dos, les lombaires et les fessiers. Décontractez ensuite tout le corps sur une inspir' et une expir' sans bouger les pieds. Recommencez cet exercice avec légèreté et fluidité. Observez les temps de repos qui vous conviennent et recommencez entre 3 et 10 fois ce mouvement si délicieux pour votre dos.
- ***L'image :*** imaginez lorsque vous descendez que vous voulez faire une belle empreinte de votre colonne vertébrale sur une pâte à modeler bien fraîche.
- ***Le plus !*** Essayez d'étirer plus la partie lombaire lorsque vous descendez les lombaires, comme si vous vouliez rapprocher les fessiers des talons.

- ***Attention :*** ne laissez pas le menton se relever ni le cou rentrer dans les épaules. Ce « petit plus » est un soulagement des lombaires. Il faut le faire plusieurs fois avant d'en ressentir les bienfaits, car tout est subtil dans cet étirement apaisant.
- ***Le second plus !*** Si vous voulez rendre cet exercice plus tonique pour les fessiers et l'intérieur des cuisses, exécutez le même mouvement plus rapidement, en imaginant que vous resserrez un ballon avec les genoux (2 à 3 séries de 10 répétitions).

## *Exercice 4* → gaine abdominale + périnée + souffle

tapis de gym ou serviette

**3 à 4 minutes** **2 à 5 séries de 10 répétitions**

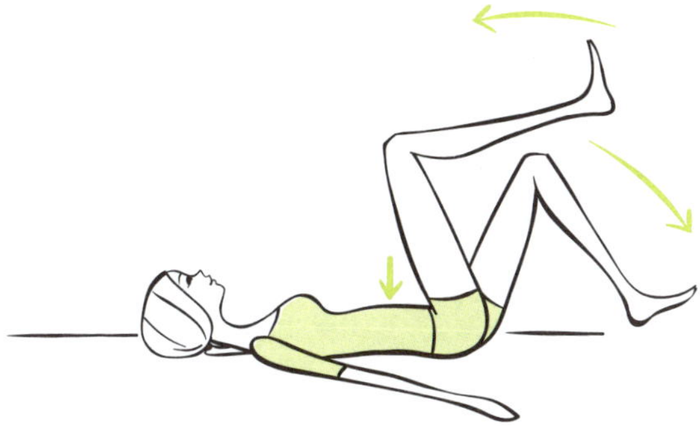

Les 3 étapes pour avoir des résultats rapides :

- 1. Placement : allongez-vous sur le dos, les pieds parallèles, écartés de la largeur du bassin. Tout en gardant votre menton rentré (nuque étirée), relevez une seule fois le bassin et le bas du dos puis reposez votre colonne, vertèbre après vertèbre, afin de bien allonger tout votre dos au sol.
- 2. Contrôle : en laissant les mains sur le ventre, expirez longtemps par le nez ou par la bouche puis inspirez en laissant gonfler le ventre. L'exercice consiste à expirer en serrant le périnée et en sentant le ventre se rentrer naturellement tout au long de l'expiration. Le bas du dos est posé léger sans s'écraser au sol, les pieds restent légers aussi. Entraînez-vous à cet exercice tous les jours afin de bien contrôler votre souffle et la région périnéale. 5 minutes tous les jours.
- 3. Résistance : levez les 2 jambes et gardez-les fléchies à 90°. Fixez bien les articulations des genoux. Sans décoller le bas du dos, qui reste toujours posé très léger au sol (voir position du dos, page 44), ramenez une cuisse vers vous tandis que l'autre s'éloigne et que le pied descend vers le sol (sans se poser). Alternez les 2 mouvements et ressentez le travail puissant dans le

ventre. Ça chauffe aussi dans le dos, puisqu'il s'étire. Conservez toujours votre ventre rentré. 2 à 5 séries de 10 répétitions.

Si cet exercice est difficile à faire (ou bien s'il vous est difficile de rentrer le ventre), faites-le en gardant un pied toujours au sol, et changez de jambe tous les 10 mouvements. Veillez à garder le ventre rentré et le bas du dos posé (non écrasé).

# *Exercice* 5 → jambes élancées, étirées

**2 à 4 minutes** **2 à 4 séries**

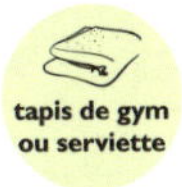

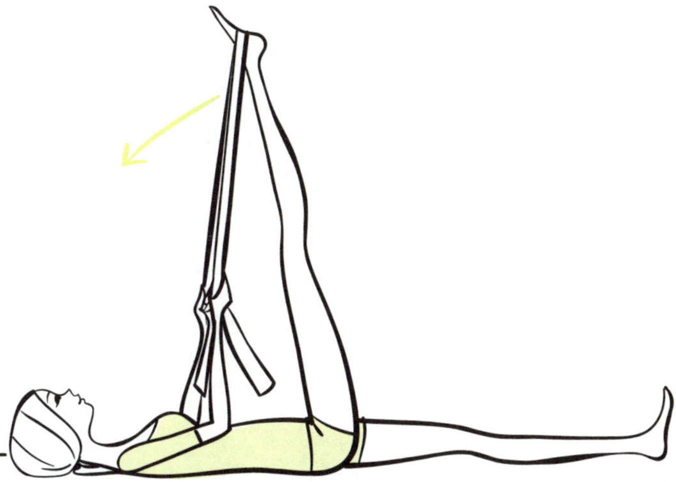

- Posture allongée sur le dos. À l'aide d'une corde ou d'une serviette roulée, attrapez votre talon et tirez la jambe vers vous afin d'étirer l'arrière de la cuisse. Attention à ne pas écraser le bas du dos, et à ne pas relever la tête. Le bassin doit toujours rester au sol. L'autre jambe s'allonge au sol ou bien reste pliée, le pied au sol près du bassin. 1 minute pour chaque cuisse. 2 à 4 fois.

# Conclusion

Tout comme vous prenez soin de vos cheveux, de votre alimentation, prenez soin de votre corps, qui vous porte. Si vous prenez soin de lui, il vous emmènera loin !

Gardez le sourire, un corps souple et solide.

# Table des matières

Acte 2